一起揭开儿童体质的神秘面纱 ▼▼

118个
儿童养育
相关问题

体质养护篇

中国式育儿指南

王济 冷友斌

主编

A GUIDE
TO
CHINESE
PARENTING

U0201151

全国百佳图书出版单位
中国中医药出版社
·北 京·

图书在版编目（CIP）数据

中国式育儿指南 . 体质养护篇 / 王济 , 冷友斌主编
. -- 北京：中国中医药出版社 , 2024.12
　　ISBN 978-7-5132-8751-7

　　Ⅰ . ①中… Ⅱ . ①王… ②冷… Ⅲ . ①儿童—保健—
基本知识 Ⅳ . ① R179

　　中国国家版本馆 CIP 数据核字 (2024) 第 079854 号

中国中医药出版社出版

北京经济技术开发区科创十三街 31 号院二区 8 号楼
邮政编码　100176
传真　010-64405721
廊坊市佳艺印务有限公司印刷
各地新华书店经销

开本 710×1000　1/16　印张 14　字数 198 千字
2024 年 12 月第 1 版　2024 年 12 月第 1 次印刷
书号　ISBN 978 – 7 – 5132 – 8751 – 7

定价　58.00 元
网址　www.cptcm.com

服 务 热 线　010-64405510
购 书 热 线　010-89535836
维 权 打 假　010-64405753

微信服务号　zgzyycbs
微商城网址　https://kdt.im/LIdUGr
官 方 微 博　http://e.weibo.com/cptcm
天猫旗舰店网址　https://zgzyycbs.tmall.com

如有印装质量问题请与本社出版部联系（010-64405510）

《中国式育儿指南——体质养护篇》

编 委 会

主　编　王　济（北京中医药大学）

冷友斌（黑龙江飞鹤乳业有限公司）

副主编　孟翔鹤（北京中医药大学）

孙建国（黑龙江飞鹤乳业有限公司）

解庆刚（黑龙江飞鹤乳业有限公司）

编　委（以姓氏笔画为序）

王　一（中国中医科学院广安门医院）

白明华（北京中医药大学）

任琦琦（黑龙江飞鹤乳业有限公司）

江泽强（北京中医药大学）

孙健翔（北京中医药大学）

李竹青（南京中医药大学）

李凯风（黑龙江飞鹤乳业有限公司）

张　妍（北京中医药大学）

周玉美（北京中医药大学）

宗玉涵（北京中医药大学）

赵海虹（北京大学第一医院）

秦静波（北京中医药大学）

章　梦（北京中医药大学）

董丽丹（北京中医药大学）

董思颖（安徽中医药大学）

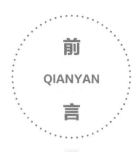

前言
QIANYAN

　　儿童的健康程度是衡量人类生活环境的健康程度和政府管理水平的重要标准，也是国家公共卫生和健康管理服务重点关注的部分。儿童因其处于快速生长发育的特殊阶段，具有"脏腑娇嫩，形气未充""生机蓬勃，发育迅速"的生理特点，以及"发病容易，传变迅速，易虚易实，易寒易热""脏腑清灵，易趋康复"的病理特点，也是各种传染性疾病、慢性疾病的易感群体。本书以中医体质学与儿科学为指导，将"体质"作为具有中国特色育儿的"抓手"，针对广大父母关心的 118 个儿童养育相关问题，采用问答的方式，以通俗易读的语言，分别介绍了不同年龄阶段儿童的生长发育、体质特点，儿童体质类型的判定方法，未病状态下不同体质的养护建议，儿童易感疾病发病期及预后的体质调养等内容。本书以全新的、具有中医特色的角度，对儿童生长发育提供了养护建议，对于指导家长们全面了解孩子生长发育健康及科学育儿具有重要意义。

　　本书适合关注儿童健康的家长、儿童保健从业者、有相关兴趣爱好者和广大中西医学生参考阅读。

　　由于水平所限，书中难免存在不足之处，敬请专家、同道和广大读者多提宝贵意见和建议，以便再版时修订提高。

《中国育儿式指南》编委会

2024 年 5 月

中国式育儿指南

ZHONGGUOSHI YUER ZHINAN

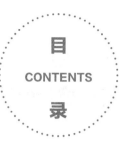

目 录

CONTENTS

第一篇

儿童体质"二三事"

第二篇
健康成长要做到"具体体质具体分析"

第三篇
生病了也要关注的体质养护

第一篇
儿童体质"二三事"

在孩子的成长过程中，我们不难发现，同一年龄的孩子不仅会出现高、矮、胖、瘦的差异，还会有饮食偏好、穿衣厚薄及性格等方面的差异。同时，在相同的致病条件下，有的孩子很容易就生病了，有的孩子则很"皮实"，基本不生病。而生病的孩子也会出现不同的表现，有的病很快就好了，有的则过了很久还是缠绵不愈，就连对于药物的"敏感程度"也表现出很大的差异。这是为什么呢？显然，这跟孩子的体质有着密不可分的关系。

对于"体质"一词，大家肯定不陌生。现今社会，我们常会听到"易胖体质""易瘦体质"，甚至包括"易惊吓体质""锦鲤体质"等之类的词，其实这些都是从不同层面对"体质"做出的解读。"体质"一词并不是现代才有的概念，清代医家叶天士在《临证指南医案》中就明确提出了"体质"一词；而对于体质的研究，更是在我国最早的医学典籍《黄帝内经》中便有了相关阐述。

体质到底是什么呢？体质是人体形态结构、生理功能和心理状态方面综合的、相对稳定的固有特质，是先天禀赋和后天环境共同作用下所形成的，是一个综合的"概念"。而我们的孩子正处在一个快速生长发育的特殊年龄段，有着与成人不同的体质特点。为了孩子更好地成长发育，下面请跟随我们的脚步，一起揭开儿童体质的神秘面纱吧。

一、儿童体质研究情况

Q1: 从古到今的中医大家们对儿童体质有哪些认识？

倩倩的孩子5岁了，但是与其他同龄孩子的活泼好动相比有着与年龄不符的"成熟"，平常很"深沉"，不爱说话，也不爱运动，一到换季时就容易感冒。倩倩带着孩子到当地一位有名的中医儿科医生那里就诊。候诊时，碰到了高中同学小兰，小兰也是带着孩子来看病的。彼此交谈中，倩倩发现小兰的孩子也是相同的状况，孩子在外头玩耍一会儿便会喊累，平常经常要妈妈抱。倩倩说之前有人告诉她，这与孩子的体质有关，说孩子是"无力质"。小兰也听说过"体质"，但是她了解到的说法是，孩子是"气虚质"。两人很疑惑，明明是很类似的情况，为什么会有不一样的说法？两人将疑问告知了医生，医生笑着告诉她们这并不矛盾，只是分类方法不一样而已。

自古代起便有许多著名医家对儿童体质做了不同的解读，主要包括下面4种说法。第一种说法，认为儿童是"纯阳之体"，意思是孩子以"阳"为用，机体的阳气相对偏旺，表现出生机蓬勃、发育较为迅速的生长特点，同时孩子发病多发热病，患病很容易从热化火。随着临床的发展，后世有医家对此观点提出异议，认为这种说法较为片面，故而有了第二种儿童机体"稚阴稚阳"的说法。稚，幼小的意思，表明儿童身体处于生长发育阶段，其机体的"阴"与"阳"也还未完全充盛，处于一个生长的阶段。这一说法对儿童生理体质的认识渐趋全面，也被中医界很大程度认可。第三种说法，认为儿童为"少阳之体"，什么意思呢？就是说，一方面儿童的五脏六腑"成而未全""全而未壮"，各种生理功能都较稚嫩，另一方面则指儿童如小树苗一般生机蓬勃、发育迅速。"少阳之体"的说法全面抓住了儿童的体质特点，较之"纯阳"与"稚阴稚阳"的说法更加科学合理。第四种说法则认为儿童五脏"有余""不足"，具体指"肝常有余，脾常不足，心常有余，肺常不足，肾常不足"，以及"阴常不足，阳常有余"，并且这种"有余"和"不足"属于儿童生理状态，是一种自然的倾向，而非病理状态。

现代学者则基于脏腑、年龄、阴阳气血等方面，对儿童体质及其分类进行了不同的阐述，其中主要包括特定年龄阶段和非特定年龄阶段。

在特定年龄阶段方面，有学者对出生3天内的正常初生儿的面色、唇色、皮肤、哭声、呼吸、神态、双目、毛发、双耳、吮乳情况、四肢、指甲、乳房、足纹、生殖器等进行分析归纳，将初生儿体质类型分为正常质、脾禀不足质、肾禀不足质、肺禀不足质、心禀不足质、肝禀不足质、胎热质7类。有学者对足月健康新生儿进行临床观察，发现足月健康新生儿中存在喜哭、觉醒度高、食欲亢进的阳盛质，安静、觉醒度低、食欲一般的阴盛质，以及多数新生儿会出现的阴阳平和质。

非特定年龄阶段的分类更加多样。比如，从脏腑角度，有学者将儿童体质分为正常型、脾胃虚弱型、肝肾不足型、肾气不足型、血虚型5种类型；有学者则分为正常与偏颇质，其中偏颇质又包括了脾气不足质、肾气不足质、肺气不足质、肝阴不足质、心血不足质、脾弱湿滞质、痰湿内蕴质、阴亏内热质、脾弱肝旺质；还有学者将儿童体质分为平和型、滞热型（胃热）、脾胃气虚型（不足型）、脾胃阴虚型（不足型）。从气血阴阳角度，有学者认为儿童体质可简单分为寒、热、虚、实、湿5型；有学者会细化一点，将其分为正常体质、燥热羸瘦质、虚冷瘦弱质、腻滞肥胖质、晦涩浮胖质、倦怠萎软质6种；有的学者则将中医的体质与西医的气质理论结合，分为无力质、苍白质、黏液质、紫滞质、迟弱质、盗热质、奋力质、冷激质、结障质。类似的分类方法还有许多种，皆是从各个角度对儿童体质进行解读，以期能够更好地指导临床诊疗，并无绝对的对错之分。

本书将基于王琦教授的九种体质分类法（平和质、气虚质、阳虚质、阴虚质、痰湿质、湿热质、血瘀质、气郁质、特禀质），对不同年龄段的儿童体质养护给出科学的建议。

二、儿童体质的形成因素

Q2: 孩子的体质类型是与生俱来的吗？

小允是个特别的孩子，除了生得特别漂亮，还有一个靠近花就打喷嚏、流鼻涕的毛病，特别是在百花盛放的春天甚至还会出现喘息的症状。因此，班上的小同学们都叫他"瓷娃娃"，得捧在手心上好好地照顾。一次家长会，小允的妈妈和他同桌的妈妈聊起这件事情，同桌的妈妈给她推荐了一位中医医生。在就诊时，医生询问家族史，原来小允的爸爸和奶奶也有这样的"特别之处"。医生告诉他们，小允的奶奶和爸爸，还有小允对花粉过敏，都属于过敏体质，并且这种体质的遗传率很高。

体质是先天禀赋和后天环境共同作用下所形成的。先天禀赋，是指孩子出生以前在母体内所禀受的一切，包括父母生殖之精的质量，父母血缘关系所赋予的遗传性，父母生育的年龄、身体状态，以及在母体内孕育过程中母亲是否注意养胎和存在妊娠期疾病等所带来的一切影响。先天禀赋是孩子体质形成和发展的内在基础，决定体质形成的先天因素主要有种族、家族的遗传，婚育，养胎、护胎和胎教等。

1. 种族、家族遗传方面

种族、家族因素对体质的作用是遗传性因素对体质形成的决定性作用，决定了种族及个体来自遗传的体质差异。

种族即人种的别称，指在体质形态上具有某些共同遗传特征（如肤色、发色、发型、眼色、血型）的人群，如世界东、西方的黄、白、黑、棕等各种人种。我国居住在不同地域的各个民族，在包括形体结构、生理特性、性格情志及发病倾向等体质特征方面均存在明显的差异。有研究发现，我国土家族、苗族、布依族等民族青少年的体质发育相对滞后，而白族、傣族、水族等民族青少年体质的发育状况则高于前者。

家族遗传方面，父母生殖之精的盈亏盛衰和体质特征决定着孩子身体的厚薄强弱，父母之精称为"形体之基"，是孩子体质形成的基础。父母体内阴阳的偏颇和功能活动的差异，可使孩子遗传到同样的倾向性。若父母的先天之精充盈，则孩子出生之后体质强壮而少偏颇；若不足，孩子则禀赋虚弱或偏颇，容易出现生长发育的障碍，影响身体素质和心理素质的健康发展。《医宗金鉴·幼科杂病心法要诀》说："小儿五迟之证，多因父母气血虚弱，先天有亏，致儿生下筋骨软弱，行步艰难，齿不速长，坐不能稳，要皆肾气不足之故。"

2. 婚育方面

父母生殖之精的优劣多寡、身体健康状况、是否有血缘关系、结婚及生育的年龄、怀孕的时机等均与胎儿未来的体质状况密切相关。《医宗金鉴·妇科心法要诀》说："男子十六而精通，必待三十而娶，女子十四天癸至，必待二十而嫁者，皆欲阴阳先实。然后交而孕，孕而育，育而其子必坚壮长寿也。"近亲不能结婚；有多种疾病的患者不能结婚；结婚后要选择最佳生育年龄，既不应早婚早育，也不宜高龄生育；同时应该选择最佳怀孕时机，如酒后不宜受孕。这些对于健康体质的形成都具有相当重要的作用。

3. 养胎、护胎、胎教方面

随着妇幼卫生事业的发展，女性孕前保健越来越受到重视。然而，目前国内外开展的孕前保健模式均偏重于健康教育和医学检查，而忽视了对女性孕前体质的调节。将中医体质学说应用于女性的孕前保健，通过中医保健调节或尽量改变其异常体质，使待孕女性的身体状况趋向于"阴平阳秘"的健康状态，可弥补现今孕前保健模式的不足，这对女性生殖健康及优生优育均具有非常重要的意义。

首先，孕期妈妈要"食甘美""调五味"，以保证自身与胎儿充分的营养。《素问·脏气法时论》云："五谷为养，五果为助，五畜为益，五菜为充，气味合而服之，以补精益气。"明代万全的《万氏妇人科·胎前章》认为妇人孕产期饮食尤为重要，"多食酸则伤肝，多食苦则伤心，多食甘则伤脾，多食辛则伤肺，多食咸则伤肾，随其食物伤其脏气、血气、筋骨，失其所养，子病自此生矣。"这些都说明不同性味的饮食，对胎儿的影响也不一样。因此，要根据待孕或孕期妈妈不同的体质，判断脏腑阴阳气血偏盛偏衰的特点，选用不同性味的饮食，以纠正新生宝宝脏腑阴阳气血偏盛偏衰的状态。

其次，孕期妈妈要注意起居规律、劳逸结合，使身体处于最佳状态，减少疾病，防范一切可能损伤胎儿的因素。如孕期妈妈应该注意防护，防止病邪侵入；注意饮食、居室、衣物的卫生；保持生活在优良生活环境，防止环境、水源、空气污染；避免剧烈活动及跌仆损伤等，尤其是在妊娠早期和围生期，这就是护胎。

最后，孕期妈妈还要注意自己精神、情操、道德的修养，保持良好的精神、心情状态，以"外象内应"的方式给胎儿的生长提供一个优越的内外环境，来保证肚子里宝宝的正常发育。《素问·奇病论》说："人生而有病癫疾者，病名曰何？安所得之？岐伯曰：病名为胎病。此得之在母腹中时，其母有所大惊，气上而不下，精气并居，故令子发为癫疾也。"意思是妊娠时母亲情志紊乱可以影响胎儿的发育，使孩子形成"癫疾"体质。这说明，母亲妊娠期间的精神状态可以影响胎儿的生长和对疾病的易感性，使个体体质的发育呈现出某种倾向性。

Q3: 后天环境对孩子体质的形成会有影响吗?

> 大宇和空空是大学室友,住在对床,两人经常一起上下课、出去玩耍,关系非常好。可是两人长得却是天差地别。大宇来自西北高原地区,又高又壮,皮肤黝黑;而空空却来自东南沿海地区,身形瘦削,皮肤白嫩。连班里的辅导员都调侃道,二人长得真有地方特色。

毋庸置疑,后天环境也对孩子体质的最终形成产生着重要影响,其中主要包括气候环境、饮食、运动、用药等。

1. 气候环境方面

若自出生后便长期处于某种较稳定的地理环境与气候状态中,孩子则会因为要适应周围环境而逐渐形成具有地域特色的不同体质类型。早在《素问·异法方宜论》中就有对"五方之人"的体质特征及其居处衣食、受病治疗等的相关论述。一般来说,环境气候恶劣的地区,人的体质比较强壮;环境气候舒适的地区,人的体质相对娇弱。我国南方多湿热,北方多寒燥,东部沿海为湿润的海洋性气候,西部内地为大陆性气候。因此,在西北地区长大的孩子,形体多壮实,肌肤腠理也偏致密;而在东南地区长大的孩子,体质多瘦弱,肌肤腠理偏疏松。岭南地区具有湿、暑、热、风的气候特点,这个地区孩子的体质则多气阴两虚质和湿热质。

2. 饮食方面

婴儿早期的喂养方式是影响生长发育的重要因素,母乳喂养能够完全满足6个月内婴儿生长发育的需求,早期坚持纯母乳喂养有利于婴儿神经心理发育,纯母乳亦含有免疫球蛋白 A(Immunoglobulin A, IgA)、免疫球蛋白 G(Immunoglobulin G, IgG)和免疫球蛋白 M(Immunoglobulin M, IgM)抗体,可增强婴幼儿的抵抗力,能够免疫病毒及抗感染。但是母乳喂养容易受家庭观念、饮食习惯、乳母疾病、营养状况、产后抑郁、作息时间及喂养技巧等因素的影响，因此有处在母乳喂养期孩子的家庭应多关注相关知识，建立一种正确的喂养方式。

随着年龄的增长，孩子的饮食逐渐丰富。在添加饮食的过程中，若饮食过凉、生冷过度，或滥用补品，或芳香过度，则易伤脾脏阳气，脾胃力衰，运化饮食的能力减弱，则可造成水饮内停，湿邪不化，聚而生痰，进而形成痰湿体质。同时，寒凉生冷的食物过度，亦可导致全身的阳气虚衰，形成阳虚体质。此外，当今社会喜吃煎炸烧烤等类食物的习惯，亦对阴虚体质的形成产生一定影响。

3. 运动方面

《婴童百问》指出："小儿始生，肌肤未实，不可暖衣，暖甚则令筋骨缓弱；宜频见风日，若不见风日，则肌肤脆软，易得损伤。"这说明，天气和暖无风之时，需带孩子进行适当的户外活动，生长发育中的孩子则易气血充盛，肌肉牢密，具有较强的抗病能力。若让孩子长期待在屋内，重衣暖体，他们便会像不见阳光雨露的花草，生命力脆弱，难耐风寒。

4. 用药方面

婴幼儿期的孩子处于生长发育最快的阶段，所以患病一般比较表浅，加之有服药困难，易被药物毒副反应损伤，如求速效而用猛药，便容易伤害到孩子身体的"正气"，加重病情。婴幼儿新陈代谢快，对药物的敏感性明显高于成年人，所以一定要谨慎用药，注意用药准确、剂量适宜、剂型适合、途径恰当。有学者对专业医师的婴幼儿养护经验进行总结，指出能用外洗、推拿等中医外治疗法治疗的不需用内服药物，大多婴幼儿的养护重点应该放在日常饮食及生活习惯上。

三、儿童体质的生理特点

Q4: 孩子基于生长发育的特点可以分为哪几个阶段?

瑶瑶和小梦是高中同学,两人在大学分别学习西医学和中医学。大学毕业后的一次聚会,两人发现高中班里一些同学已经结婚生子了,这些同学得知二人都学医,于是跑来向她们咨询孩子生长发育的问题。二人就各自的专业背景聊起各自的看法。瑶瑶说道,宝宝因为其生长发育较快,会根据其生长发育的特点分成不同的阶段,做父母的要了解清楚每个阶段的特点而施行有针对性的养护方法。

孩子基于生长发育的特点,可以分为以下几个阶段:出生 0～28 天为新生儿期,28 天～1 周岁为婴儿期,1～3 周岁为幼儿期,3～6 周岁为学龄前期,6～12 周岁(一般女孩 12 周岁,男孩儿 13 周岁)为学龄期,12～18 周岁为青春期。

0～3 周岁婴幼儿是一个特殊的阶段,这个时期的孩子又可以分为婴儿和幼儿。婴儿期亦称为乳儿期,这个时期的宝宝最显著的特点是生长发育特别迅速,体质量也快速增加,正常发育下体质量可以达到出生时的 3 倍,身高可达到出生时的 1.5 倍左右。同时脏腑功能、大脑和神经也开始发育。这个阶段的变化包括:由吃奶到辅食添加,然后过渡到完全断奶;由躺卧到翻身、抬头、坐立、行走;由完全不懂语言到听懂语言、学习语言并运用语言进行简单交际等,逐渐地适应人类的生活。1～3 周岁为幼儿期,此期的小儿体格增长虽较婴儿期减慢,但各项功能仍属于发育快速期。

3 周岁以后至 6～7 岁为学龄前期。这个阶段的儿童体重每年增长约 2kg,身高每年约增加 5cm。这个时期的孩子好奇、多动、模仿性强、可塑性强,应注意培养孩子良好的道德品质和生活学习习惯。在营养膳食方面,学龄前儿童接触的食物种类逐渐增加,亦应注意培养儿童良好的饮食习惯、平衡膳食、定时就餐、适度适量饮食，同时加强适量适合儿童的体育锻炼，以维持身体健康。

6～12周岁（一般女孩 12 周岁，男孩 13 周岁）为学龄期。这个阶段体格生长速度相对缓慢，但身体在质和量两个方面都发生着显著的动态变化，智能发育更加成熟，可以接受系统的科学文化教育。在这期间充足且均衡的营养是孩子智力和体格正常发育乃至一生健康的物质基础。

12～18周岁为青春期。这个阶段的孩子，气血渐盛，肾气旺盛，机体发育渐趋成熟，在逐步迈向人体生长发育的鼎盛时期。该时期的孩子精力充沛，体健神旺，抵抗力强，不易感邪致病，即使生病，也以实证为主，精气不衰，病轻易治，预后良好。这个时期体质类型也开始基本稳定。当这个时期的孩子身体及性功能完全成熟，尤其是身高与体重相对稳定，即标志着青春期的结束和成年的开始。

同时，该时期孩子的心理特征及情感发展方面需要尤为注意。青春期的情绪体验强烈，两极性突出，欢快时兴高采烈，失意时垂头丧气；赞同的事，情感热烈而肯定，反对的事，情感冷淡而厌恶。这一时期由于性的觉醒，萌发对异性的爱恋，也容易引起一些心理问题。家长应多注意孩子心理及情感的变化，帮助其树立健康的爱情观、价值观。

Q5：中医学对于不同生长发育阶段孩子的体质有哪些认识？

上个问题中，除了瑶瑶提到的西医学对孩子生长发育的认识，小梦也提出了中医学对于孩子生长发育的特点和阶段性的认知，并提到了"体质"一词，对体质的形成、分类等做了详细的介绍。最后两人都表明，虽然中西医学对于孩子身体健康有着不同的剖析，但其本质都是希望能够指导宝宝们健康地长大。

中医学最早对不同年龄阶段的生长发育特点进行系统的描述是在《黄帝内经》中。《素问·上古天真论》这样讲："女子七岁，肾气盛，齿更发长；二七而天癸至，任脉通，太冲脉盛，月事以时下，故有子；三七，肾气平均，故真牙生而长极；四七，筋骨坚，发长极，身体盛壮；五七，阳明脉衰，面始焦，发始堕；六七，三阳脉衰于上，面皆焦，发始白；七七，任脉虚，太冲脉衰少，天癸竭，地道不通，故形坏而无子也。""丈夫八岁，肾气实，发长齿更；二八，肾气盛，天癸至，精气溢泻，阴阳和，故能有子；三八，肾气平均，筋骨劲强，故真牙生而长极；四八，筋骨隆盛，肌肉满壮；五八，肾气衰，发堕齿槁；六八，阳气衰竭于上，面焦，发鬓颁白；七八，肝气衰，筋不能动。八八，天癸竭，精少，肾脏衰，形体皆极，则齿发去。肾者主水，受五脏六腑之精而藏之，故五脏盛乃能泻。今五脏皆衰，筋骨解堕，天癸尽矣，故发鬓白，身体重，行步不正，而无子耳。"

《黄帝内经》里，分别以女子七岁和男子八岁为节点，对一个人一生的生长发育特点进行了描述。二七即2乘以7，为14岁；二八即2乘以8，为16岁，以此类推。而家长们关心的孩子的发育特点集中在前两部分，简单来说：女孩子在7岁的时候，肾气充盛，开始换牙，头发也生长更快了。可能有人疑问"肾气"是什么意思呢？肾气是肾脏"生化"功能的反应。肾脏所藏五脏六腑之精，而脏腑之精在肾的"生化"作用下，转化为肾气，这是促进人体生长发育的原动力。女孩子到了14岁的时候，月经便来了，也就具有了生殖能力。在男孩子身上也是一样的发育过程，只是年龄阶段有着细微的差别。这虽没有西医学划分得精细，但也表现出了孩子在生长发育过程中发生的变化。

其后的历代医家，也对不同孩子生长发育过程中展现的特点进行了不同的概述，主要包括纯阳之体、稚阴稚阳之体、少阳之体、五脏有余而不足等。这在Q1中已作介绍。进一步来讲，孩子尤其是婴幼儿期的孩子生长发育迅速，其体内的阴阳平衡处于不断地发展变化中，旧的阴阳平衡不断被新的阴阳平衡所取代。孩子的生长发育全赖阳气的生发，在"稚阴""稚阳"的状态下，又以"阳"生为主导来带动"阴"长，不断地由形气未充向着体格、智力及脏腑功能活动的迅速完善和成熟发展。此外，在孩子生长发育过程中，孩子的脏腑仍处于一个稚弱的阶段，五脏六腑的功能状况不够稳定。在中医学看来，心主血脉、主神明，肝主疏泄、主风，孩子肝气未实，经筋刚柔未济，主要的外在表现为好动且易发惊惕、抽风等症。

四、儿童体质的测评方法

Q6：如何判定儿童的体质类型？

在同学聚会上，大家听完瑶瑶和小梦的介绍，都对小梦提到的"体质"非常感兴趣。同学欣怡问道，家长自己在家可以对孩子的体质进行一个初步的判断吗？小梦介绍说，对于体质的判定主要有三种方法，其中家长使用起来最方便的是量表测评。由于现在互联网发达，已经有了电子版的体质量表。说着，小梦便拿出手机，将测评链接分享给了大家。在大家传阅的过程中，小梦又指出，量表的测评是一个便捷的方法，可作为参考，对于较为复杂或者想更全面地对孩子体质类型进行一个了解，还是需要到医院找专科医生进行判定。

对于体质类型的判定主要包括三种，即临床测评、量表测评、辅助工具测评。其中临床测评是经典的、最为常用的测评方法。量表测评结合中医体质分类判定标准进行体质辨识，实现了体质判定的客观化、标准化，已经成为在国内外普遍推广应用的体质测评方法，现已针对儿童与成人的不同状况，制定出了儿童中医体质判定标准。另外，兼夹体质判定的雷达图、三维中医体质模型可以作为辅助工具用于体质的测评与判定。

因儿童在不同阶段生长发育状况不同，根据体质测评小组的大数据调查，0～3岁婴幼儿尚不能正确表达自身体质情况，因此0～3岁幼儿单独测评，而学龄期以上儿童更接近成人体质测评标准，临床测评可使用成人体质标准。

1.0～3岁婴幼儿临床测评

A型：平和质

望诊：体形匀称健壮，体格符合幼儿年龄范围，面色肤色润泽，反应灵敏，目光有神，唇色红润；舌色淡红，苔薄白。

闻诊：无异常体味，哭声/语声声高有力。

问诊：饮食睡眠良好；二便正常；精力充沛，无明显不适；幼儿沟通能力及反应水平符合幼儿当前年龄。

切诊：脉和有神。

B型：气虚质

望诊：肌肉松软，气短懒言，面色萎黄，目光少神，活动后反应稍迟钝，唇色少华，毛发生长缓慢，颜色偏黄，松软易断；舌淡红，舌体胖大，或有齿痕。

闻诊：哭声、语声低弱无力，平时喜用短词。

问诊：活动后易疲乏，喜静，不喜大量活动；饭量较同龄儿童小，进食不香，易患感冒，迁延不愈，较其他患儿发病偏重，病愈后着凉即感，不耐受寒邪、风邪、暑邪；口淡喜重味；性格内向不稳定，胆小不喜交流。

切脉：脉象虚缓。

C型：阳虚质

望诊：体格较同龄儿童偏胖，面色柔白，肌肉不健壮；舌淡胖嫩边有齿痕，舌苔润。

闻诊：哭声 / 语音偏低。

问诊：平素畏冷，手足不温；精神不振，睡眠偏多；喜热饮食，受凉或进凉食易泄泻，小便清长，夜尿多；性格多沉静、内向；易病痰饮、肿胀、泄泻；不耐受寒邪，耐夏不耐冬。

切诊：脉象沉迟而弱。

D 型：阴虚质

望诊：体形瘦长，面色潮红，唇红易干，皮肤偏干；舌红少津少苔。

闻诊：因脾气易急躁，语速常较快，语调偏高。

问诊：平素怕热，手足心热，面部有烘热感；易口燥咽干，鼻微干，口渴喜冷饮；目干涩，视物花，眩晕耳鸣；夜间入眠差；小便短涩，大便干燥；性情急躁，外向好动，活泼；易患有阴亏燥热的病变，或病后易表现为阴亏症状；平素不耐热邪，耐冬不耐夏，不耐受燥邪。

切诊：脉象细弦或数。

E 型：痰湿质

望诊：体形肥胖，超出幼儿体格，腹部肥满松软；活动后易多汗且黏；面色淡黄而暗，眼睑微浮；舌体胖大，舌苔白腻，分布不均。

闻诊：常睡眠打鼾，咽中常有痰阻，故而音调较重浊而不清亮。

问诊：身重不爽，容易困倦，不喜活动；胸闷，痰多；口黏腻或甜；喜食肥甘厚腻；大便正常或不实，小便不多或微混；性格偏温和稳重，多善于忍耐；易患消渴、中风、胸痹等病证，对梅雨季节及湿环境适应能力差。易出现湿疹。

切诊：脉滑。

F 型：湿热质

望诊：形体偏胖或苍瘦；目睛红赤，眼睛分泌物较多；舌质偏红，苔黄腻。

闻诊：口气重，时有口臭。

问诊：容易口苦口干，心烦懈怠；小便短赤，大便燥结或黏滞；手脚心易出汗，性格多急躁易怒；易患疮疖、黄疸、火热等病证；对湿环境或气温偏高，尤其是夏末秋初湿热交蒸气候较难适应。婴幼儿湿热体质易出现湿疹，长期湿疹反复发作则逐渐形成过敏体质。

切诊：脉象多见滑数。

G型：血瘀质

望诊：体形多偏瘦；平素面色晦暗，皮肤偏暗或色素沉着，容易出现瘀斑；随年龄增长易转化为雀斑等，眼眶暗黑，鼻部暗滞；口唇暗淡或紫青；肌肤干，毛发易脱落；易患疼痛；舌质暗，有点、片状瘀斑。

闻诊：无特殊表现。

问诊：易烦躁，健忘；易患出血、癥瘕、胸痹等病证；不耐受风邪、寒邪。

切诊：脉象细涩或结代。

H型：气郁质

望诊：平素易害羞拘谨，神情多烦闷不乐；舌淡红，苔薄白。

闻诊：因情志不畅或情绪不稳定，对陌生环境或陌生人反应拘谨，不能尽快缓解。

问诊：性格内向不稳定，忧郁脆弱，对精神刺激适应能力较差；易患惊恐、惊风、不寐等病证；胸胁胀满，或走窜疼痛，或嗳气呃逆，或睡眠较差，食欲减退等。

切诊：脉象弦细。

I型：特禀质（过敏体质）

望诊：无特殊，患皮肤过敏者可有皮肤发红、皮疹、抓痕、皮损。

闻诊：患过敏性鼻炎者发作期多打喷嚏，哮喘者发作期可有喘息。

问诊：易对环境或食物中致敏物质过敏，平日易皮肤瘙痒，不能快速适应新环境和温度变化，换季节或温度变化时易咳嗽气喘。

切诊：无特殊表现。

2.学龄期及以上儿童临床测评

A型：平和质

望诊：体形匀称健壮，面色、肤色润泽，目光有神，唇色红润；舌色淡红，苔薄白。

闻诊：无异常体味；语言流利，语调有力。

问诊：饮食睡眠良好，二便正常；精力充沛，性格随和开朗；无明显不适症状。

切诊：脉和有神。

B型：气虚质

望诊：肌肉不健壮，气短懒言，面色萎黄，目光少神，唇色少华，毛发不华；舌淡红，舌体胖大，边有齿痕。

闻诊：语音低弱。

问诊：肢体容易疲乏；易出汗，易患感冒，病后易迁延不愈；随年龄增长易患内脏下垂等；不耐受寒邪、风邪、暑邪；口淡，易头晕、心慌；性格内向，情绪不稳定，胆小。青春期少女易月经先期，经期全身乏力，经色淡。

切诊：脉象虚缓。

C型：阳虚质

望诊：多形体白胖，面色柔白，肌肉不健壮；舌淡胖嫩、边有齿痕，舌苔润。

闻诊：语音偏低。

问诊：平素畏冷，手足不温；精神不振，睡眠偏多；喜热饮食；大便溏薄，小便清长；性格多沉静、内向；随年龄增长易病痰饮、肿胀、泄泻；不耐受寒邪，耐夏不耐冬。青春期少女表现为月经来迟，痛经明显；男子第二性征发育迟缓。

切诊：脉象沉迟而弱。

D 型：阴虚质

望诊：体形瘦长，面色潮红，唇红微干，皮肤偏干、易生皱纹；舌红少津、少苔。

闻诊：因脾气易急躁，语速常较快，语调偏高。

问诊：平素怕热，手足心热，面部有烘热感；易口燥咽干，鼻微干，口渴喜冷饮；目干涩，视物花，眩晕耳鸣；睡眠差；小便短涩，大便干燥；性情急躁，外向好动，活泼；易患阴亏燥热的病变，或病后易表现为阴亏症状；平素不耐热邪，耐冬不耐夏，不耐受燥邪。青春期儿童第二性征发育成熟者多表现为性欲强、烦躁，少女月经量少而色鲜红。

切诊：脉象细弦或数。

E 型：痰湿质

望诊：体形肥胖，腹部肥满松软，青春期发育后面部皮肤油脂较多，多汗且黏，面色淡黄而暗，眼睑微浮；舌体胖大，舌苔白腻。

闻诊：常睡眠打鼾，咽中常有痰阻，故而音调较重浊而不清亮。

问诊：身重不爽，容易困倦；胸闷；痰多，口黏腻或甜；喜食肥甘厚腻；大便正常或不实，小便不多或微混；性格偏温和稳重，多善于忍耐；易患消渴、中风、胸痹等病证；对梅雨季节及湿环境适应能力差。

切诊：脉滑。

F 型：湿热质

望诊：形体偏胖或苍瘦，平素面垢油光，易生痤疮、粉刺，目睛红赤；舌质偏红，苔黄腻。

闻诊：口气重，时有口臭。

问诊：容易口苦口干，心烦懈怠；小便短赤，大便燥结或黏滞；性格多急躁易怒；易患疮疖、黄疸、火热等病证；对湿环境或气温偏高，尤其是夏末秋初湿热交蒸气候较难适应。青春期儿童男易阴囊潮湿，女易带下增多。

切诊：脉象多见滑数。

G 型：血瘀质

望诊：体形多偏瘦，平素面色晦暗，皮肤偏暗或色素沉着，容易出现瘀斑，眼眶暗黑，鼻部暗滞，口唇暗淡或紫，肌肤干，毛发易脱落，易患疼痛；舌质暗，有点、片状瘀斑，舌下静脉曲张。

闻诊：无特殊表现。

问诊：易烦躁，健忘；易患出血、癥瘕、中风、胸痹等病证；不耐受风邪、寒邪。进入青春期的少女多见痛经、闭经，或经血中多凝血块，或经色紫黑有块，或崩漏；男子或有出血倾向。

切诊：脉象细涩或结代。

H 型：气郁质

望诊：平素忧郁面貌，神情多烦闷不乐；舌淡红，苔薄白。

闻诊：因情志不畅或情绪不稳定，谈吐多表现出悲观、疑虑。

问诊：性格内向不稳定，忧郁脆弱，敏感多疑，对精神刺激适应能力较差；进入青春期后易患郁证、脏躁、百合病、不寐、梅核气、惊恐等病证；胸胁胀满，或走窜疼痛，多伴善太息，或嗳气呃逆，或咽间有异物感；睡眠较差，食欲减退，惊悸怔忡。若青春期调理不当，症状逐渐加重，乳房胀痛。

切诊：脉象弦细。

I 型：特禀质（过敏体质）

望诊：无特殊，患皮肤过敏者可有皮肤发红、皮疹、搔痕、皮损。

闻诊：患过敏性鼻炎者发作期多打喷嚏，哮喘者发作期可有喘息。

问诊：易对环境或食物中致敏物质过敏。若日常养护不到位，随年龄增长，过敏体质逐渐加重。

切诊：无特殊表现。

Q7: 什么是儿童体质量表？

儿童体质量表是中医体质量表的一种。北京中医药大学王琦院士带领的体质研究课题组在"体质可分论"的基础上，以平和质、气虚质、阳虚质、阴虚质、痰湿质、湿热质、血瘀质、气郁质、特禀质9种基本中医体质类型为概念框架，按照量表开发的科学程序和方法及当前国内儿童期分类标准，综合分析不同年龄阶段儿童体质的不同突出表现，发现学龄前期、学龄期儿童及青少年基本适合成人体质分类标准。由于0～3岁婴幼儿在生活常识的理解及语言表达方面有所欠缺，因而体质研究课题组为0～3岁婴幼儿编制了评价儿童中医体质类型的标准化测量工具——0～3岁幼儿中医体质分类与判定量表，不同量表为不同年龄阶段儿童体质辨识提供了标准化的、适于自评的测量工具。编制婴幼儿中医体质分类与判定量表的目的，是应用量表测评的方法，对儿童的中医体质类型进行科学评价和量化分类，对被测者做出体质分类或体质类型的倾向性评价，使父母亲人对孩子体质有更好的了解，以及了解体质偏颇对孩子成长发育的不良影响，从而加强对儿童日常营养摄入的调整。

同时，在中医体质量表科学评价结果的基础上，经专家多次论证，结合大样本流行病学调查和统计分析，制定了《婴幼儿中医体质分类与判定》标准。各体质类型的判定依据中医体质量表计分结果的转化分数进行。平和质的判定标准：8种偏颇体质转化分均 < 30 分，且平和质转化分 ≥ 60 分时，判定为"是"；8种偏颇体质转化分均 < 40 分，且平和质转化分 ≥ 60 分时，判定为"基本是"；否则判定为"否"。8种偏颇体质的判定标准：偏颇体质转化分 ≥ 40 分，判定为"是"；偏颇体质转化分为 30～39 分，判定为"倾向是"；偏颇体质转化分 < 30 分，判定为"否"。

Q8: 还有哪些方法可以帮助判定儿童体质类型？

除了上述方法，还有一些较为现代化的方法来辅助体质类型的判定。主要包括兼夹体质判定的雷达图、三维中医体质模型等。

兼夹体质，是指同一机体同时具有两种以上体质类型。兼夹体质也被称为复合体质，多受后天饮食及生长环境影响。0～3岁婴幼儿饮食摄入相对单纯，兼夹体质较为少见；学龄期及以上儿童因饮食偏颇或自控能力差导致营养摄入不均衡，兼夹体质较为常见。建立科学且可行的方法判定兼夹体质具有重要意义。雷达图（radar chart）是一种能对多变量资料进行综合分析的图形，是一种数据表征的技术，适合在二维平面上直观、形象地反映多个指标的变动规律，可用于兼夹体质的判定。

兼夹体质判定的雷达图分析方法：首先，通过询问被测儿童年龄，应用中医体质量表或0～3岁婴幼儿中医体质分类与判定量表对个体进行调查，计算出平和质、气虚质、阳虚质、阴虚质、痰湿质、湿热质、血瘀质、气郁质、特禀质9种体质类型的得分。其次，根据中医体质分类与判定标准判定个体体质类型属于平和体质或是偏颇体质。最后，如判定为偏颇体质，进一步应用雷达图直观地表征其8个亚量表指标和相应的得分水平。在雷达图轴向上，偏颇体质倾向较强者具有较长的射线段。图1-1举例说明兼夹体质判定的雷达图结果。

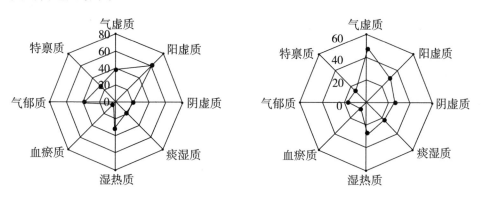

图1-1 中医体质类型得分雷达图

　　三维中医体质模型则是运用现代信息技术、多媒体技术、计算机图形学等可视化手段，建立直观表现人体体质综合外部特征的模型，将每一种体质的所有典型外部特征在立体模型上进行集中展示，并运用交互手段实现用户与模型的演示对话功能，具有重要的意义。为此，研究人员基于9种体质类型，利用多媒体技术、计算机图形学等，研制了三维中医体质模型，实现了对体质外部细节特征的视觉描述与动态展现，为体质特征模型化、体质辨识的推广普及和体质学教学提供了视觉手段。

第二篇
健康成长要做到
"具体体质具体分析"

　　科学的育儿方式是儿童健康成长的关键。经验表明，在儿童养护中预防型干预比补救型干预能更有效地保障儿童的身心健康。了解不同阶段儿童体质的生理和病理特点，有助于家长做到"具体体质具体分析"。一方面，消除家长们不必要的担忧；另一方面，可以通过科学的方法进行儿童体质养护，实现儿童养护预防性干预，提升养育孩子的质量。本篇我们将介绍不同年龄段儿童的养护方法，新手爸妈们快来跟我们一起学习吧！

一、0～3岁宝宝体质养护方法

国家卫生健康委员会提出，决定0～3岁宝宝健康发展的因素包括充足的营养、保健和良好习惯的形成；感觉、运动神经和语言刺激；父母（看护人）与孩子间高质量的互动；各种儿童疾病的有效控制，免疫接种等。0～3岁宝宝的体质养护可从饮食调养、生活起居调养、情志调养、中医药调理、免疫接种等方面进行。

Q9: 宝宝的饮食调养怎样安排更合理？

0～3岁是宝宝生长发育最快的时期，需要充足丰富的营养，但是其脾胃功能较弱，如果饮食不当会引起营养和消化紊乱。饮食方面应根据宝宝的意愿喂食，养成不偏食、不挑食的习惯，合理控制食物摄入量，尽量少食或不食生冷食物，以免伤及脾胃。宝宝6个月后开始逐渐添加辅食为断乳做准备；断乳后食物种类发生了变化，应先选择单一种类食物进行喂养，待宝宝适应后逐渐增加食物种类。具体的辅食添加参考见表2-1。

表2-1　0～3岁宝宝添加辅食参考表

月（年）龄	食物类型	食物种类	营养与喂养原则
0～6个月	液态食物	母乳、配方奶粉	1. 母乳喂养 2. 适当补充维生素D、维生素K
6～12个月	泥糊状食物	母乳、配方奶粉、动物乳、米粉、蔬菜、水果、肉蛋类	1. 母乳喂养，奶类优先 2. 合理添加辅食 3. 尝试多种食物，饮食少盐、无糖、无调味品 4. 培养宝宝独立进食 5. 注意饮食卫生
1～3岁	块状食物	动物乳、米粉、蔬菜、水果、肉蛋类	1. 由乳类喂养过渡到食物多样化 2. 多选优质蛋白 3. 养成良好的饮食习惯 4. 合理安排零食，控制儿童体重

1. 平和体质

平和质宝宝身体状况良好，良好的饮食习惯与宝宝健康成长密不可分。当宝宝出现偏食时要进行干涉，若有挑食的情况，应调整烹调方式，让食物更容易被接受。可多食性平的食物，适当摄入寒性或热性食物，但切忌太过。

[宜食] 豌豆、黄豆、赤小豆、花生、南瓜子、榛子、玉米、土豆、洋葱、黄花菜、白菜、香椿、胡萝卜、木耳、香菇、葡萄、苹果、李子、猪肉、牛肉、鸭肉、蜂蜜、鸡蛋、牛奶、鲫鱼、鲤鱼、黄鱼等。

2. 阳虚体质

阳虚质宝宝多脾胃虚寒，每食生冷食物后会出现腹痛、腹泻的症状。饮食调养应多食温热性食物，多食具有甘温补脾阳、温肾阳作用的食物，少食寒凉性食物或难以消化的食物，平常要注意胃部保暖。

[宜食] 高粱、刀豆、板栗、开心果、核桃、松子、腰果、韭菜、南瓜、茴香、香菜、山药、樱桃、荔枝、桂圆、羊肉、鸡肉、带鱼、草鱼、虾、生姜等。

[慎食] 绿豆、薏米、蚕豆、柿子、茭白、冬瓜、芹菜、紫菜、海带、苦瓜、梨、西瓜、香蕉、甘蔗、猪肉、螃蟹等。

3. 阴虚体质

阴虚质宝宝阴液不足，机体失于濡养，应多食具有甘凉滋润、生津养阴作用的食物，多食富含优质蛋白质及维生素、膳食纤维的食物，少食温热性、脂肪和碳水化合物含量过高的食物。婴幼儿新陈代谢旺盛，对水的需求量相对较多，阴虚质宝宝体内津液不足，应及时补充水分。

[宜食] 小麦、粳米、小米、柿子、白菜、丝瓜、百合、莲藕、银耳、木耳、豆腐、枇杷、草莓、菠萝、西瓜、火龙果、甘蔗、梨、苹果、鸡蛋、猪肉、鸭肉、海参、干贝、螃蟹、牡蛎、蜂蜜等。

[慎食] 核桃、韭菜、南瓜、茴香、香菜、山药、荔枝、桂圆、羊肉、虾、生姜等。

4. 气虚体质

气虚质宝宝多食欲不佳，家长不要强迫宝宝多食，饮食过多会导致宝宝消化不良。饮食调养应多食具有补气、健脾、理气作用的食物，少食脂肪含量高及难以消化的食物，不食具有耗气、破气作用的食物。如果在母乳喂养期间，宝宝表现出嗜睡或比较安静，可增加白天哺乳次数，以满足宝宝营养需要。

［宜食］粳米、小米、高粱、扁豆、红薯、山药、板栗、开心果、花生、豆腐、韭菜、南瓜、香菇、山竹、葡萄、樱桃、苹果、红枣、牛肉、兔肉、鸡肉、牛奶、鸡蛋、鹌鹑蛋等。

［慎食］白萝卜、空心菜、柿子、山楂等。

5. 痰湿体质

痰湿质宝宝多因胎儿期母亲营养过剩所致。宝宝会对能量高的食物表现出青睐，一旦养成高热量、重口味的饮食习惯，想纠正是很困难的。家长如果不重视控制宝宝的饮食和体重会导致儿童肥胖症，且这种肥胖症多会延续至成年。应多食具有祛湿化痰、利水渗湿作用的食物，少食或不食高脂肪、高热量、高糖的食物。

［宜食］大麦、薏米、赤小豆、小米、黄豆、玉米、芹菜、空心菜、冬瓜、洋葱、白萝卜、芦笋、海带、无花果、山楂、柚子、橙子、杨梅、杏、牛肉、兔肉、鲤鱼、海蜇、鲫鱼等。

［慎食］马铃薯、动物肝脏、动物油脂、猪肉、龙眼肉、葡萄等。

6. 湿热体质

湿热质宝宝饮食宜清淡，多食具有清热化湿、利尿作用的食物，少食肥甘油腻之品，不食辛温助热的食物。应注意性寒凉的食物要适量，避免多食伤及脾胃。

［宜食］豌豆、荞麦、绿豆、薏米、豆腐、绿豆芽、柿子、木耳、白菜、菠菜、芹菜、空心菜、冬瓜、黄瓜、茭白、油菜、茄子、西瓜、木瓜、葡萄、猕猴桃、猪肉、鲫鱼等。

［慎食］糯米、鲍鱼、动物肝脏、动物油脂、开心果、龙眼肉等。

7. 血瘀体质

血瘀质宝宝宜多食具有活血、散结、行气、疏肝解郁作用的食物，少食性寒凉、生冷的食物，少食高脂肪、高胆固醇的食物。

［宜食］黑豆、赤小豆、荞麦、木耳、芹菜、菠菜、茄子、油菜、洋葱、丝瓜、胡萝卜、竹笋、海带、紫菜、山楂、木瓜、芒果、李子、猪心、兔肉、螃蟹等。

［慎食］柿子、苦瓜、花生、乌梅、石榴、动物油脂、虾、蛋黄等。

8. 气郁体质

气郁质宝宝一般食欲较差，饮食不当容易出现嗳气呃逆。饮食调养方面应多食具有理气、疏肝解郁、健脾作用的食物，少食酸涩收敛性质的食物，少食或不食生冷食物。中医学认为，气具有推动血液运行的作用，长期的气郁会导致血瘀。因此，气郁质宝宝饮食中可以适当添加具有活血作用的食物。

［宜食］大麦、刀豆、开心果、黄花菜、芹菜、莴苣、香菜、茼蒿、白萝卜、海带、金橘、橘子、山楂、柚子、荔枝、鸡肉、猪心、猪肝、羊肝、鲤鱼、青鱼、螃蟹等。

［慎食］马铃薯、南瓜、葵花子、柠檬、石榴、乌梅、草莓、杨桃、牛肉等。

9. 特禀体质

对于患有先天性疾病的宝宝，家长们应在专业医生指导下进行儿童养护。过敏体质是特禀体质的一种类型，过敏体质宝宝养护时，要及时记录可引起宝宝过敏的食物，并告知其他相关看护人，避免因宝宝误食而引发过敏。过敏体质主要是由于肺气不足、卫表不固、津亏血热而成，调理之法或益气固表，或凉血消风，目的是纠正过敏体质。少食腥发食物，不含致敏物质的食物。

［宜食］青梅、乌梅、菠菜、洋葱、胡萝卜等。

0～3岁是儿童成长较为特殊的时期，这一时期宝宝要完成食物类型及种类转换，饮食应注意低油、低盐、低糖、营养丰富，注意添加辅食的时间，养成良好的饮食习惯。在了解宝宝体质后，家长可根据宝宝的体质类型选择适合宝宝体质的食物合理搭配喂养。我国有句老话"病从口入"，吃了不卫生或不适合自己体质的食物都会引起疾病。重视饮食调养，有助于宝宝体质的改善。

Q10: 0～3岁宝宝的生活起居护理要怎么做?

佳佳是位新手妈妈，由于缺乏育儿经验，总是在照顾宝宝时手足无措。最近家里人因为如何照顾宝宝分成了两派。一边是宝宝的奶奶和姥姥，认为应该给宝宝多穿衣服，别着凉了；应该用传统的尿布，透气性好，不会捂着宝宝；少带孩子出门，容易生病，等等。另一边是佳佳的姐妹，她们认为孩子怕热不怕冷，应该少穿衣服；尿不湿吸湿性好，宝宝穿上睡得安稳；应该经常带宝宝到户外，可以提高宝宝的免疫力。两边似乎说得都有道理，佳佳不知道该听谁的。一位医生朋友告诉佳佳，其实两边说得都对，但应根据宝宝的体质状况选择日常护理方法。

在日常生活中新手爸妈一定会遇到与佳佳同样的育儿问题，最好的解决办法就是在生活起居护理中做到"具体体质具体分析"。宝宝的生活起居护理包括生活环境和衣着、睡眠规律及运动。良好的生活起居护理不仅关系到宝宝的健康、生长发育，同时影响着宝宝的心理健康，是孩子健康成长不容忽视的部分。

尿布便宜、透气，但清洗麻烦，被宝宝二便弄脏后要及时更换；而纸尿裤小便后不用及时更换、不用清洗，但透气性相对较差、不可重复利用。二者各有优点和缺点，家长应根据实际情况进行选择。晚上选择给宝宝穿纸尿裤可以减少宝宝夜里醒来的次数，白天可以选择尿布更舒适透气。在衣着方面，家长应为宝宝选择舒适、方便穿脱的衣物，如浅色、柔软、宽松的纯棉系带衣物，尽量避免穿紧绷的衣裤，以免影响宝宝身体发育。宝宝的皮肤比较娇嫩，应勤换贴身衣物，以免衣物上的乳汁、食物、口水、大小便等对皮肤造成刺激。阳虚质、气虚质、痰湿质、血瘀质、特禀质宝宝对寒冷环境适应较差，平时应注意保暖。中医讲"春夏养阳"，春季开始气温逐渐回暖，家长不要着急脱掉宝宝的厚衣服，即使到夏季也应注意胃、膝、足的保暖，保护机体的阳气。阴虚质、湿热质宝宝都比较怕热，衣着可与成年人穿一样多，甚至可以比成年人少穿一件。平和质、气郁质宝宝衣着薄厚可以参考成年人。家长应为湿热质、痰湿质宝宝选择干爽、透气的衣服，可在穿衣前为宝宝擦些爽身粉；阴虚质宝宝应涂抹婴幼儿身体乳。

宝宝对周围环境温度敏感，冬季室内温度应达到 20～24℃，北方暖气屋内湿度控制在 55%～60%，同时要保证室内光照充足，通风良好。天气炎热时，室内温度应控制在 28～30℃，预防宝宝中暑。南方进入梅雨季后，要保持宝宝床铺和衣物的干爽，天气晴朗时多晾晒。父母应培养宝宝规律的睡眠时间，养成独自睡觉的习惯，睡前应让宝宝保持放松的状态，不宜运动、过度兴奋，不能以抱、拍、摇等方式哄睡。卧室应选择不透光的窗帘，父母在宝宝入睡前拉好窗帘，关闭照明灯，为宝宝营造良好的睡眠环境。阳虚质、气虚质、痰湿质宝宝睡眠相对较多，中医学认为人体在活动状态下阳气会被激发，对于有嗜睡表现的宝宝，家长可多与其游戏互动，减少其睡眠时间。要养成宝宝早睡的习惯，晚上 9：00 准时关灯睡觉，尤其是阴虚质、血瘀质宝宝，熬夜会加重阴虚和血瘀程度。气郁质宝宝容易受到惊吓，家长应在宝宝睡着后保持安静，若宝宝惊醒后要及时安抚。

妈妈的抚触不仅可以安抚宝宝的情绪，加深其对母亲的信任感，还可以让宝宝和妈妈互动，起到锻炼身体的作用。0～3 岁宝宝肢体协调能力较差，每天的户外活动是宝宝运动锻炼的好机会。春、秋季户外温度适宜，应多带宝宝到户外玩耍，可促进其体内维生素 D 的合成并提高抵抗力。夏、冬季户外温度炎热或寒冷，应适当减少户外活动时间，外出时为宝宝做好防暑、御寒准备。气虚质宝宝对外界环境适应能力较差，而且容易疲劳，家长应根据宝宝状态调整户外活动时间。特禀质宝宝要加强身体锻炼，在户外活动时要远离过敏原，尤其是对空气中的花粉或污染物过敏的宝宝，在外出前要做好防护。家长可以带宝宝到专业机构游泳，保证设施安全卫生，水温（约 38℃）和室温（约 28℃）达标，游泳后注意保暖。宝宝每次游泳时间不宜超过 20 分钟；气虚质宝宝容易疲乏，应缩短游泳时间。

Q11: 如何处理宝宝的情绪？

情志，是人体对外界事物和环境刺激的不同情绪反应，中医学称为"七情"，即喜、怒、忧、思、悲、惊、恐。0～3 岁这么小的孩子也会有情志活动吗？宝宝的情志是随着成长不断完善的，可以向家长传达大量的信息。有的宝宝爱笑、有的爱哭、有的文静，我们认为体质对宝宝的性格具有一定的影响，情志活动与体质形成、发展之间有密切联系，而家长往往忽视情志调养在宝宝体质养护中的作用。0～3 岁宝宝还不能用语言准确地表达自己的情感，当有需求时会用哭闹来表达，得到满足时会表现出高兴、兴奋。宝宝会被看护人的情绪所感染，在安抚宝宝时，看护人要先调整好自己的情绪。平和质宝宝大多时候情绪比较稳定，当宝宝情绪波动时，家长应该积极正确地回应，不要等宝宝情绪放大再去安抚。气虚质、阳虚质、痰湿质宝宝性格比较沉静、内向，要用积极的情绪和互动调动宝宝的情绪，白天给宝宝听节奏轻快的音乐，可以使宝宝心情愉悦。阴虚质、湿热质、血瘀质宝宝情绪波动大、易哭闹，孩子哭闹时家长以平静的情绪尽快进行安抚，这样做会使宝宝信任家长并获得安全感。如果孩子哭闹时长时间得不到家长的回应，长此以往，孩子会变得缺少自信。性格急躁的宝宝生活环境应避免嘈杂，适合听节奏舒缓的音乐，使宝宝心情舒畅和缓。气郁质宝宝性格比较敏感、胆子小，家长要采取鼓励式教育，在宝宝高兴时多赞美和表扬，多用积极乐观的语言与宝宝交流。俗话说"三岁看小"，0～3岁是宝宝性格初步养成的时期，根据性格特点进行体质调养，有助于宝宝身心健康发展。

Q12: 调理宝宝体质可以选用哪些药膳?

小儿脏腑娇嫩，调体用药要谨慎，最好选择药食同源的中药代替苦涩难喝的药物。中药药膳调养可以在增加辅食后开始，家长应根据自家宝宝的体质状态选择。

1. 大麦茶

［组成］大麦 10g。

［功效］益气调中，止渴除热，消食除胀。

［服用方法］热水冲泡，随时饮用。

［适用体质］气虚体质、阴虚体质、痰湿体质、湿热体质、气郁体质。

2. 红枣黄芪饮

［组成］红枣 3 枚，黄芪 6g。

［功效］益气固表，补气生血。

［服用方法］热水冲泡，随时饮用。

［适用体质］气虚体质。

3. 焦粳米饮

［组成］炒焦粳米 20g。

［功效］温中消食。可用于治疗婴儿吐奶，泄泻后脾胃虚弱。

［服用方法］炒焦粳米加入清水适量，煮开，食汤水及焦米。

［适用体质］阳虚体质。

4. 枸杞菊花茶

[组成] 枸杞子 5g，菊花 3g，甘草 3g。

[功效] 滋补肝肾，益精明目。

[服用方法] 热水冲泡，随时饮用。

[适用体质] 阴虚体质。

5. 双花饮

[组成] 金银花 5g，菊花 8g。

[功效] 清热解毒。

[服用方法] 热水冲泡，随时饮用。

[适用体质] 湿热体质。

6. 玫瑰大麦茶

[组成] 大麦 8g，玫瑰花 5g。

[功效] 行气解郁，下气宽胸。

[服用方法] 热水冲泡，随时饮用。

[适用体质] 气郁体质、血瘀体质。

7. 甘草薄荷饮

[组成] 甘草 6g，薄荷 10g。

[功效] 疏风清热，解毒。

[服用方法] 热水冲泡，随时饮用。

[适用体质] 过敏体质。

Q13: 在家如何为宝宝做推拿？

推拿是中医传统的养生保健方法，是用手在人体上按经络、穴位采用推、拿、提、捏、揉等手法，以期达到通经络、行气血、调脏腑、调阴阳的效果。推拿的益处很多，不仅有助于儿童体质调养，父母还可以在此过程中与孩子加深感情。以下为大家介绍几种操作简便的推拿方法，家长可根据宝宝体质状态选择其中一种或几种。

1. 揉迎香、足三里配捏脊

［功效］益气固表，培土生金。

［定位］①迎香穴：鼻翼旁 0.5 寸鼻唇沟中（儿童自身拇指指关节为 1 寸，后同）。②足三里：位于小腿前外侧，外膝眼下 3 寸，距胫骨前沿一横指处。

［操作］家长用食指揉迎香穴 30 次；拇指揉足三里 50 次；宝宝俯卧，家长用拇指与食指、中指呈对称发力，从尾椎骨端开始，双手松紧交替捏起放下脊椎两侧肌肉，缓慢上移至大椎两侧，重复操作 5 次。

［适用体质］过敏体质、气虚体质。

2. 揉桥弓

［功效］舒筋活血，通经活络。

［定位］颈部沿胸锁乳突肌成一条直线。

［操作］家长用拇指或食、中二指揉 200 次。

［适用体质］血瘀体质、气郁体质。

3. 摩腹

［功效］健脾和胃，强壮身体。

［定位］腹部。

［操作］家长用手掌轻贴宝宝腹部，以脐为中心画圆，顺时针、逆时针交替做 5 分钟。

［适用体质］各类体质均适合。

4. 合阴阳

［功效］调理气血，化痰散结。

［定位］手掌根部横纹处。

［操作］家长用双手拇指自手掌根部横纹处两端向横纹中点合推，推 120 次左右。

［适用体质］血瘀体质、气郁体质、痰湿体质、湿热体质。

5. 推三关

［功效］培补元气，温阳散寒。

［定位］前臂桡侧，腕横纹至肘横纹连线。

［操作］家长一手握宝宝手，另一手食指、中指指腹自腕横纹推向肘横纹推100遍，每日可操作3次。

［适用体质］气虚体质、阳虚体质、特禀体质。

6. 揉内劳宫、涌泉

［功效］滋阴清热，引火归原。

［定位］①内劳宫穴：宝宝屈指握拳时中指指尖触及手掌处。②涌泉穴：屈足蜷趾时足底心最凹陷处。

［操作］家长一手握宝宝手（脚），另一手拇指指端揉内劳宫穴（涌泉穴）100次，两个穴位依次进行。

［适用体质］阴虚体质。

小儿推拿注意事项

1. 推拿时用力要均匀，用力过度会造成婴儿皮肤损伤。

2. 单次推拿时间不宜过长，10～20分钟即可，每日1次。

3. 推拿者手部不能佩戴首饰，指甲应修剪圆润，避免弄痛或划伤宝宝。

4. 推拿时保证室内温度适宜，避免风直吹宝宝。

5. 推拿过程中如果宝宝不配合，应停止操作，安抚宝宝的情绪。

6. 宝宝骨折或患皮肤疾病时不可进行推拿。

Q14: 宝宝接种疫苗有哪些注意事项？

母乳中含有丰富的免疫物质，能为宝宝提供最初的保护。随着宝宝一天天长大，体内来自母亲的抗体会逐渐减少，但自身免疫功能尚未完善，易患

表2-2 国家免疫规划疫苗儿童免疫程序表（2021年版）

可预防疾病	疫苗种类	接种途径	剂量	英文缩写	出生时	1月	2月	3月	4月	5月	6月	8月	9月	18月	2岁	3岁	4岁	5岁	6岁
乙型病毒性肝炎	乙肝疫苗	肌内注射	10或20μg	HepB	1	2					3								
结核病[1]	卡介苗	皮内注射	0.1mL	BCG	1														
脊髓灰质炎	脊灰灭活疫苗	肌内注射	0.5mL	IPV			1	2											
脊髓灰质炎	脊灰减毒活疫苗	口服	1粒或2滴	bOPV					3								4		
百日咳、白喉、破伤风	百白破疫苗	肌内注射	0.5mL	DTaP				1	2	3				4					
百日咳、白喉、破伤风	白破疫苗	肌内注射	0.5mL	DT															5
麻疹、风疹、流行性腮腺炎	麻腮风疫苗	皮下注射	0.5mL	MMR								1		2					
流行性乙型脑炎[2]	乙脑减毒活疫苗	皮下注射	0.5mL	JE-L								1			2				
流行性乙型脑炎[2]	乙脑灭活疫苗	肌内注射	0.5mL	JE-I								1、2			3		4		
流行性脑脊髓膜炎	A群流脑多糖疫苗	皮下注射	0.5mL	MPSV-A							1		2						
流行性脑脊髓膜炎	A群C群流脑多糖疫苗	皮下注射	0.5mL	MPSV-AC												3			4
甲型病毒性肝炎[3]	甲肝减毒活疫苗	皮下注射	0.5或1.0mL	HepA-L										1					
甲型病毒性肝炎[3]	甲肝灭活疫苗	肌内注射	0.5mL	HepA-I										1	2				

注：①主要指结核性脑膜炎、粟粒性肺结核等。②选择乙脑减毒活疫苗接种时，采用两剂次接种程序。选择乙脑灭活疫苗接种时，采用四剂次接种程序，乙脑灭活疫苗第1、2剂间隔7～10天。③选择甲肝减毒活疫苗接种时，采用一剂次接种程序。选择甲肝灭活疫苗接种时，采用两剂次接种程序。

各种感染和传播性疾病。为了帮助宝宝预防感染和传染性疾病，提高宝宝自身的免疫功能，家长应及时带宝宝进行疫苗接种。在我国，疫苗被分为两类：一类疫苗是国家免费提供，以儿童常规免疫疫苗为主的国家免疫规划疫苗（表2-2），要求全部接种；二类疫苗是自费且自愿接种的其他疫苗，家长可根据实际情况选择是否为宝宝接种。疫苗接种不是打一针那么简单，科学接种疫苗才能更好地为宝宝提供保护。

1. 疫苗接种安全吗？会发生哪些不良反应？

疫苗的安全性问题是大多数家长关心的。疫苗在获得注册前都需经过严格的动物实验和临床研究；在上市使用前都要实施严格的批签发制度。在接种前、接种中、接种后都有完整的、科学的、规范的要求，保证预防接种的安全性。但疫苗对于人体毕竟是异物，在诱导孩子免疫系统产生对特定疾病的防御力的同时，由于疫苗的生物学特性和孩子的个体差异（健康状况、过敏史、精神因素等），有少数孩子会发生不良反应，如局部红肿、疼痛、硬结等局部症状，或有发热、乏力等症状，其中绝大多数可自愈或仅需一般处理，不会引发孩子机体组织器官的功能损害。合格的疫苗在实施规范接种过程中或接种后，仅有很少部分人可能出现异常反应，发病率极低。

孩子接种疫苗后，由于体质的原因可能会发生过敏反应。因此，宝宝疫苗接种后，家长不要着急带着孩子离开，应留下来观察至少半小时，保证意外发生时宝宝可以得到及时救治。如果家长怀疑孩子接种疫苗发生了异常反应，应该及时向接种的医护人员咨询。

2. 疫苗接种有哪些禁忌？

一般接种的疫苗都有相关禁忌证，通常的禁忌证包括：患自身免疫性疾病和免疫缺陷病、患严重器官疾病、急性感染性疾病正在发热、对疫苗成分过敏等。免疫缺陷儿童不能接种活疫苗，有明显过敏史患儿应根据疫苗说明接种百白破疫苗或麻疹疫苗，有结核病、急性传染病、肾炎、心脏病、湿疹的患儿不能接种卡介苗。在有明确禁忌证时不能接种疫苗，应待患儿痊愈后1

周再进行接种。

3. 一次可以接种多种疫苗吗?

不同的疫苗可以同时接种，但应在身体不同部位接种。不同种类疫苗不可以混合吸入 1 支注射器内接种，吸取不同的疫苗应更换新的注射器。麻疹疫苗与其他减毒活疫苗如未同时接种，应至少间隔一个月再接种，为保证麻疹疫苗接种的效果，接种两剂次麻疹疫苗应间隔 ≥ 28 天。

4. 儿童在疫苗接种前，家长应当注意哪些问题?

在儿童安全接种疫苗问题上，家长的作用不容忽视。家长应带孩子到政府部门认定的合格预防接种门诊进行预防接种。接种前应向医生如实告知孩子的健康状况，以便医生判断是否可以接种。如发现接种后出现可疑情况，应立即咨询医生，以便得到及时正确处理。在接种疫苗前，家长应特别注意孩子是否有急性疾病、过敏体质、免疫功能不全、神经系统疾患等情况。

5. 有哪些自费疫苗可以考虑接种?

七价肺炎球菌结合疫苗（预防由肺炎球菌引起的肺炎）、b 型流感嗜血杆菌结合疫苗（预防由流感嗜血杆菌引起的肺炎）、水痘疫苗（可在上幼儿园前接种）。

二、学龄前期儿童体质养护方法

3 ～ 7 周岁为学龄前期，又称幼童期。这一时期是孩子饮食习惯、生活习惯、性格特点养成的关键时期，也是儿童体质调养的最佳时期。

Q15: 如何合理进行学龄前儿童饮食调养?

《中国居民膳食指南（2016）》建议学龄前儿童每天三次正餐和两次加餐，

每次正餐时间应间隔 4 ～ 5 小时，加餐与正餐应间隔 1.5 ～ 2 小时。加餐以水果、奶类为主，辅以少量有营养的零食，加餐量宜少，以免影响正餐进食量。学龄前儿童的脾胃功能更加健全，可以与成人吃一样的烹调过的食物，建议多采用蒸、煮、炖等烹饪方式，少盐、少油。孩子在幼儿园养成的良好进食习惯回家后应沿用。根据体质类型进行学龄前儿童饮食调养的优势在于因人而异地选择更适合儿童体质的食物，实现儿童体质养护。

平和体质儿童饮食宜有节制，不要过饥过饱；不食过冷、过烫或不干净食物；应合理搭配粗细粮食，多吃五谷杂粮、蔬菜瓜果；选择应季食物。

气虚体质儿童饮食调养应当从调补脾胃之气和先天元气两方面入手，日常烹调用的调味品宜性偏温、气味芳香，可理气健脾温胃，与其他健脾的食物搭配，有改善气虚体质的作用。

肾阳为一身阳气之根本，脾为后天之本，气血生化之源，阳虚体质儿童宜多食具有甘温、补脾阳、温肾阳作用的食物，少食或不食生冷之物，以免加重阳虚倾向。

阴虚体质儿童宜多食清淡，具有甘凉滋润、生津养阴作用的食物；少食辛辣、性热，脂肪、碳水化合物含量过高的食物；养成孩子清淡饮食的习惯。

痰湿体质、湿热体质儿童宜以清淡、温平，具有健脾祛湿化痰功效的食物为主；少食滋腻性之物，如营养品、甜食等；忌暴饮暴食。其中湿热体质儿童不仅要利湿化痰，还需要清热，少食具有温阳助热功效的食物。痰湿体质、湿热体质及阴虚体质儿童要少食或不食麻辣火锅、烧烤、油炸等食物。

中医学认为，机体中的气具有推动血液运行的作用，而血液可以化生为气，作为气的补充。气郁体质、血瘀体质儿童宜多食具有理气活血作用的食物，少食具有滋腻、酸涩收敛作用的食物，以免阻碍气血运行。

过敏体质儿童多由肺气不足、卫表不固、津亏血热而成，调理之法或益气固表，或凉血消风，总以纠正过敏体质为原则；尽量少食辛辣、腥发食物，不食含致敏物质的食品。

各体质类型的具体食物种类推荐可参考 Q9 的内容。

Q16：学龄前儿童生活起居护理要怎么做？

如果孩子在婴幼儿期没养成好的生活起居习惯，家长应在学龄前期及时纠正孩子错误的习惯。儿童在幼儿园可养成规律的作息习惯，有更多的机会参与同龄儿童游戏与活动，有助于儿童体能与智能的发展。

平和体质儿童精力充沛，不易疲劳，对环境温度变化适应能力强。应根据季节变换和孩子需求为儿童增减衣物。养成早睡早起的习惯，保证充足的睡眠有助于孩子恢复体力。可选择游泳、舞蹈、跆拳道等运动，不仅可以强壮身体，还可以释放多余的精力使睡眠安和。

气虚体质儿童多精神不振，肌肉不健壮，容易疲乏。阳虚体质儿童怕冷明显，手足不温，精神不振。气虚、阳虚体质儿童对气候变化适应能力较差，平常要注意保暖，夏季炎热时居室空调温度不宜过低，天气转凉时要及时添加衣物。家长可以陪同孩子练习瑜伽、八段锦、太极拳等柔和的运动，强身健体、振奋阳气。运动出汗后，避免吹冷风或饮用凉水，不适合剧烈运动，大汗淋漓会伤及阳气。如果孩子明显有疲倦感，应让孩子小憩以恢复精神。《黄帝内经》中提到"久卧伤气"，睡眠或卧床时间久不利于气机恢复，应合理安排孩子的睡眠时间。

阴虚体质儿童耐冬不耐夏，喜欢较为湿润的环境。平常可以比同龄儿童少穿一件衣服，被子可选择轻薄的，防止孩子入睡后蹬被子。情绪紧张、熬夜、剧烈运动等都会加重孩子阴虚倾向。阴虚体质儿童可以选择游泳、瑜伽等中等强度的运动方式，运动后要及时补充水分。

痰湿体质儿童对潮湿的环境适应能力差，日常应多进行户外活动，以调畅气机。衣着应宽松舒适，选择具有良好透气性材质的衣服。体形较为肥胖的儿童应加强体育锻炼，制订规律的运动计划，有家长陪同锻炼的孩子更容易坚持下来。丰富有趣的活动更容易调动孩子的兴趣，可减少孩子白天犯瞌睡的时间。

湿热体质儿童不宜熬夜，应养成规律的作息习惯、卫生习惯、排便习惯。儿童贴身衣物要勤换洗，选择透气性好的衣服，保持皮肤干爽。户外活动要避开暑热环境，在秋高气爽时节增加户外活动时间。可选择强度较高的运动，使湿热之邪随汗液排出。每次运动要适量，家长不要强迫孩子进行长时间大量运动。

血瘀体质、气郁体质儿童应适当增加室外活动，动静结合，有助于推动气血运行。日常要注意保暖，受凉会导致血液运行缓慢。宽松舒适的衣着有助于缓解孩子紧张、急躁的情绪。瑜伽、八段锦、太极拳有助于调和阴阳、推动气血运行，适当的运动有助于不良情绪的释放，使孩子更加开朗、乐观。

特禀体质儿童应根据个体情况进行体质养护。过敏体质儿童容易出现过敏症状，家长应清楚并准确记录可引起孩子过敏的物质，告知看护人员（包括幼儿园老师），避免孩子接触各种过敏原。在季节更替之时，要给孩子及时增减衣物。适当进行体育锻炼，提高儿童免疫力。

Q17: 如何读懂孩子的情绪密码?

学龄前期是儿童性格形成和行为养成的关键时期。这一时期儿童还不能较好地控制自己的情绪，会表现出明显的性格特点，孩子的性格特点与体质类型有着密切的关系。儿童情志调养包括正确排解不良情绪、培养兴趣爱好。孩子偶尔出现情绪波动是正常的，家长要引导孩子正确表达和释放情绪，不要被情绪支配，日常情志调养可以帮助孩子更好地处理情绪。

平和体质儿童多性格随和、开朗、阳光，容易对周围的事物产生好奇心，家长要引导孩子正确认识和评价事物，可根据孩子意愿和特点选择合适的特长班，培养良好的兴趣爱好。

气虚体质儿童性格多偏内向、情绪不稳定、胆小，家长应引导鼓励孩子探索周围事物，可采用提问的方式与孩子互动，培养孩子思考问题的能力，对身边人和事物感到熟悉才能更容易接受新鲜事物。家长可以采取讲故事的方式培养孩子乐观豁达的心态。

阳虚体质儿童性格多沉静、内向，喜欢安静地待在家中，应多带孩子到户外玩耍以接触和探索自然，准备一些适合户外玩耍的玩具，鼓励孩子交朋友并与他人分享玩具，在与朋友玩耍中孩子的性格会变得逐渐开朗，与外界事物有了广泛接触，知识面逐渐扩大，可促进儿童智力迅速发育。

阴虚体质、湿热体质、血瘀体质儿童多外向好动、活泼，但容易急躁，对待事物缺乏耐心。家长应向孩子解释喜、怒、悲、忧等情绪，了解并正确对待孩子的情绪。当孩子情绪出现波动时，可让其进行深呼吸，保持冷静。日常有意识地培养孩子学会等待，如孩子希望家长陪着玩耍，但父母正忙着工作，这时就可以要求孩子等待一定的时间，孩子安静等待后应表扬并按照约定时间陪其玩耍。

气郁体质儿童性格内向不稳定，忧郁脆弱，或急躁。孩子出现低落情绪时，要温柔耐心地引导孩子表达出自己内心的想法，教孩子从乐观的角度看待事物；可与孩子参加亲子活动，在游戏中让孩子体会生活的乐趣与价值；可以尝试让孩子参加音乐或舞蹈特长班，鼓励但不强迫孩子表演，从而树立自信心。

痰湿体质儿童性格偏温和，多善于忍耐。少接触电子产品，多到户外活动，启发孩子观察外界事物的变化，鼓励孩子在安全范围内去探索。应鼓励孩子与人交流，培养广泛的兴趣爱好，开阔眼界。

特禀体质儿童因禀赋不同会表现出不同的性格特点，但多数对外界环境适应能力较差，应根据孩子的性格特点采取相应的情志调养方法。

Q18: 学龄前儿童体质调养中药方有哪些？

儿童体质调养不宜心急，应选择较为平和的药物进行调理，既要考虑疗效，又要考虑药物的味道是否容易被孩子接受。如果孩子服用一段时间后对药物产生了排斥情绪，可以停药，通过饮食、生活起居等方面的调养，过一段时间再继续服药即可。

1. 龙眼西洋参饮

［组成］龙眼肉、西洋参各 6g。

［功效］补气助阳。

［服用方法］热水冲泡，随时饮用。

［适用体质］气虚体质、阳虚体质。

2. 山药莲子芡实粉

［组成］山药 250g，莲子、芡实各 200g。

［功效］健脾益气，涩肠止泻。

［服用方法］上三味，共研细粉，每次 2～3 汤匙，加白糖适量，蒸熟当点心吃，每日 1～2 次。

［适用体质］阳虚体质。

3. 甘麦大枣汤

［组成］浮小麦 15g，甘草 6g，大枣 5 枚。

［功效］养心阴安神，和中缓急。

［服用方法］大枣（掰开），甘草、浮小麦水煎取汁饮用。

［适用体质］阴虚体质。

4. 薏仁莲子汤

［组成］薏苡仁、莲子各 10g。

［功效］清心醒脾，健脾渗湿清热。

［服用方法］薏苡仁与莲子一起入锅，加适量水熬煮至薏苡仁熟透，关火前加入适量冰糖调味。

［适用体质］痰湿体质、湿热体质。

5. 红糖山楂饮

[组成] 山楂、红糖各 6g。

[功效] 活血化瘀。

[服用方法] 热水冲泡，随时饮用。

[适用体质] 血瘀体质。

6. 玫瑰陈皮茶

[组成] 玫瑰花、陈皮各 10g。

[功效] 理气开胃。

[服用方法] 热水冲泡，随时饮用。

[适用体质] 气郁体质、血瘀体质。

7. 过敏康

[组成] 乌梅、蝉衣、防风、无柄赤芝各 6g。

[功效] 益气固表，消风。

[服用方法] 水煎取汁饮用，分早晚饭后半小时服用。

[适用体质] 过敏体质。

8. 玉屏风颗粒

[组成] 黄芪、防风、炒白术。辅料为糊精、甘露醇、矫味剂、黏合剂。

[功效] 益气、固表、止汗。

[服用方法] 按说明书服用。

[适用体质] 气虚体质、过敏体质。

Q19: 适合学龄前儿童的中医外治法有哪些?

学龄前儿童可以有意识地配合家长完成推拿操作，因此在推拿手法方面就有更多的选择。常用小儿推拿手法包括按、摩、捏、揉、推、拿、摇等。家长不仅可以亲自为孩子推拿，还可以示范一些简单的推拿让孩子自己尝试去做，在调理体质的同时，还能锻炼孩子的手脑协调能力。

1. 揉膻中配搓摩天枢

［功效］宽胸理气化痰。

［定位］①膻中穴：胸骨正中，两乳头连线中点处；②天枢穴：肚脐旁开2寸。

［操作］用中指指端按揉膻中穴100次；让孩子两手交叉置于头顶，家长双手手指并拢置于孩子两边腋下，自上向下搓摩至天枢穴，然后反向搓摩至腋下，反复100次。

［适用体质］气郁体质、血瘀体质、痰湿体质。

2. 揉丰隆、大椎配苍龙摆尾

［功效］开胸理气，清热化痰。

［定位］①丰隆穴：外踝尖上8寸，胫骨前嵴外2寸；②大椎穴：第7颈椎与第1胸椎棘突之间。

［操作］用拇指指端揉丰隆、大椎各50次；孩子取坐位，家长左手托住孩子的肘部固定，右手与孩子十指相扣左右摇摆，反复50次。

［适用体质］湿热体质、痰湿体质、气郁体质。

3. 揉丹田、肾俞

［功效］温肾固元。

［定位］①丹田穴：脐正下方2.5寸处；②肾俞穴：第2腰椎棘突下旁开1.5寸。

［操作］用全掌揉丹田穴120次；俯卧位，家长双手拇指指端揉肾俞穴120次。

［适用体质］阳虚体质、特禀体质、平和体质。

4. 揉三阴交、太溪配搓足底

［功效］滋阴清热。

［定位］①三阴交穴：小腿内侧，内踝尖上3寸，胫骨内侧缘后际；②太

溪穴：足内侧，内踝尖与跟腱之间的凹陷处。

[操作] 用拇指指端揉三阴交穴、太溪穴各120次；用掌根搓摩足底，反复各60次。

[适用体质] 阴虚体质。

5. 揉补气三要穴

[定位] ①气海：脐正下方1.5寸处；②关元：脐正下方3寸处；③足三里：小腿前外侧，外膝眼下3寸，距胫骨前沿一横指处。

[操作] 用拇指指端揉气海穴、关元穴、足三里穴各120次。

[适用体质] 气虚体质、过敏体质、平和体质。

艾灸是人们常用的养生保健方法，借助艾火的温热之力，通过穴位经络的传导，起到调理气血、调和阴阳、扶正祛邪的作用。艾灸操作一般取坐位、仰卧位、俯卧位，家长持艾炷于艾灸处前方，灸10分钟左右。常用艾灸穴：足三里（平和质、阳虚质、气虚质、痰湿质，过敏质），涌泉穴（平和质、阴虚质），丰隆穴（痰湿质、湿热质），大椎穴（气虚质、湿热质），太冲穴（气郁质、血瘀质）。

小儿艾灸注意事项

1. 艾火与皮肤保持安全距离，避免烫伤。

2. 操作的房间最好有换气装置，室内温度适宜，艾灸后注意灸处保暖。

3. 艾灸过程中孩子出现不适，立即停止，让孩子适当活动，饮用少量温水。

4. 儿童有发热症状时不宜艾灸。

5. 每次艾灸间隔2～3天。

穴位贴敷是中医传统治病和养生保健的方法。三伏贴是依据中医学"冬病夏治"理论，对冬天容易发作的病在夏天予以预防性治疗。三伏贴治疗时间在夏季三伏天，需要到正规医疗机构由专人贴敷。三伏贴具有提高免疫力的作用，常用于预防呼吸道疾病，如过敏性鼻炎、哮喘、咳嗽等。需要注意的是，穴位贴敷在药物的作用下会引起皮肤发红，甚至皮肤会出水疱，要在医生指导下进行。

三、学龄期儿童体质养护方法

根据现代对于儿童年龄分期的划分，6～7周岁后至青春期来临（一般为女孩 12 岁，男孩 13 岁）称学龄期。学龄期儿童的体格发育仍稳步增长，乳牙脱落，换上恒牙，脑的形态发育已基本与成人相同，智能发育更成熟，自控、理解分析、综合等能力均较学龄前期进一步增强，已能适应学校、社会的环境。家长要因势利导，使孩子入学之后在德、智、体三个方面都得到发展。这一时期儿童的发病率进一步下降，但仍具有该年龄期的发病特点，保健和预防工作应由家长与学校配合做好。

Q20：针对不同体质的学龄期儿童，在饮食方面家长需要注意什么呢？

丽丽是儿童医院的一名医生，她在出门诊时经常能遇到各种与儿童饮食相关的健康问题。比如孩子贪凉，家长稍不留心，孩子就容易冷饮吃多了导致呕吐、拉肚子。比如孩子偏食，喜欢吃零食，到饭点的时候要么不饿，要么挑食，因而导致饮食摄入不均衡，影响生长发育。比如孩子食物过敏，而过敏的食物包含了桃子、虾、荞麦、鱼等我们日常常吃的食物。

针对这些孩子出现的不同问题，家长该怎样运用智慧，让孩子乖乖吃饭并且吃得正确呢？

根据中医理论，小儿"脾常不足"，饮食不知自调，易于为乳食所伤；而且缺乏卫生知识，易于误食一些被污染的食物，饮食不洁从而引发肠胃疾病，如吐泻、腹痛、寄生虫病等。其实，孩子的体质有强有弱，有阴阳、气血、寒热的不同偏颇。中医学强调因时、因地、因人制宜，除季节、地理因素外，尤其强调要因人而异，提倡饮食保健个性化。全面膳食、荤素搭配是食养的基础，但并不是一个固定的饮食模式。因此，膳食的选择应与体质状态相一致。

平和质的孩子具有阴阳和调、血脉畅达、五脏匀平的生理特点。其饮食调养的第一原则是膳食平衡，食物应多样化，体现中国传统膳食杂食平衡的整体观。还应该注意气味调和，饮食要寒温适中，不宜食用过于寒性或热性的食物，以免导致体质变易，日常生活中应尽量选择性味平和或稍具温、凉之性的食品；要因时施膳，根据季节选择适宜的饮食，以维护机体的阴阳平衡，保障健康。平和质儿童的饮食应五味调和，没有偏嗜，否则脏气可被偏伤，严重者甚至累及其他脏腑而引发各种病变，久则导致体质偏颇。

体质偏颇的学龄期儿童，其食养调理原则如下。

1. 气虚体质

脾为气血生化之源，气虚体质儿童应多吃健脾益气的食物，如白扁豆、蘑菇、大枣、桂圆、粳米、鸡肉、牛肉、鳝鱼、花生等；少食用空心菜、生萝卜这类具有耗气作用的食物。

2. 阳虚体质

肾阳为一身阳气之本，肾阳为根，脾阳为继。阳虚体质的孩子可适当多吃具有温补脾肾阳气作用的食物，比如羊肉、刀豆、核桃、栗子、韭菜、茴香等；平时应少食生冷黏腻之品，即使在盛夏也不要过食寒凉之品。

3. 阴虚体质

阴虚体质是由于体内津液、精血等阴液亏少，以阴虚内热等表现为主要特征的体质状态。因此阴虚体质的孩子应该多食一些滋阴的食物，少吃辛辣之品，常选择的食物如龟、鳖、牛奶、鸭肉、猪皮、百合、乌梅等。

4. 痰湿体质

痰湿体质是由于水液内停而痰湿凝聚，以黏滞重浊为主要特征的体质状态。对于痰湿体质的孩子，饮食宜清淡，应适当多摄取能够宣肺、健脾、益肾、化湿、通利三焦的食物，可选用冬瓜、荷叶、山楂、赤小豆、扁豆、枇杷叶等。体形比较肥胖的孩子，应少吃肥甘厚腻之品。

5. 湿热体质

湿热体质是以湿热内蕴表现为主要特征的体质状态。湿热体质的孩子，宜食用清利化湿的食品，如薏苡仁、莲子、茯苓、绿豆、鸭肉、鲫鱼、冬瓜、苦瓜等，多吃瓜果蔬菜，保持大小便通调；禁忌辛辣燥烈之品，如辣椒、狗肉、牛肉、羊肉、酒等。

6. 血瘀体质

血瘀体质是具有血行不畅或瘀血内阻表现的体质状态。血瘀体质的孩子应多食用具有活血化瘀功效的食物，如山楂、油菜、番木瓜等。

7. 气郁体质

此类体质的孩子易气机不畅。肝主疏泄，调畅气机，并能促进脾胃运化。因此，气郁体质的孩子应选用具有理气解郁、调理脾胃功能的食物，如大麦、刀豆、萝卜、菊花、玫瑰花等。

8. 特禀体质

家长要做好日常预防和保养工作，避免让孩子食用各种致敏食物，以减少发作机会。一般而言，饮食宜清淡，忌生冷、辛辣、肥甘油腻及各种"发物"，如酒、鱼、虾、蟹、辣椒、肥肉、浓茶、咖啡等，以免引动伏痰宿疾。家长也可以用黄芪煮粥或做燕麦粥给孩子吃。

中医的食养是以阴阳调和作为出发点，饮食的选择应有利于身体的阴阳动态平衡。家长们应根据孩子的体质情况选择相应的食物，让孩子吃饱吃好，茁壮成长。

Q21: 如何留意不同体质的学龄期儿童的生活起居?

随着人们物质生活水平的日渐提高,各种调节居室气候的电器产品(如空调、加湿器等)已越来越多地进入寻常百姓家,居室气候已变得越来越舒适,越来越不受自然气候的制约。随之而来的,人们对于自然环境的适应能力也越来越差,以至出现各种各样的居室病。就孩子而言,一方面孩子对寒冷空气不耐受,一旦遇到冷空气就容易感冒;另一方面,孩子在室内待得久了,就会缺乏适当的运动,气血运行会受到一定的阻碍,为偏颇体质的形成埋下了隐患。与此同时,孩子对社会和自然环境的适应程度与体质有着密不可分的联系。因此,我们要根据孩子们体质差异的不同,来照顾孩子的生活起居。

《素问·上古天真论》曰:"上古之人,其知道者,法于阴阳,和于术数,食饮有节,起居有常,不妄作劳,故能形与神俱,而尽终其天年,度百岁乃去。"其中,"起居有常,不妄作劳"是身心健康和长寿的重要条件之一。孩子进入学龄期,已经入学读书,生活节律和要求都发生了较大的变化,家长要根据孩子们的不同体质状态对其日常生活中的各个方面实施个性化保健。

平和体质的孩子气血调畅,营卫通达,正气旺盛,平时应起居有常,保持良好的生活习惯,从而预防疾病,增强体质,防止出现体质偏颇。家长应根据季节变化和孩子的具体情况,制定出符合其生理需要的起居作息制度,让孩子养成按时作息的良好习惯;根据孩子的年龄、性别、个人兴趣爱好的差异,选择不同的锻炼方法,比如想增强力量和耐力素质可以选择跑步、球类运动等,想要加强柔韧素质可以选择跳舞、健美操等。

个体阴阳气血的偏倾,是导致机体对某种致病因子易感性的基础。对于具有病理性体质而未发病的孩子,家长应在中医学理论——起居有节、顺应四时养生等原则的指导下，根据孩子自身的体质类型的特点，合理安排孩子的起居生活，以改善体质，增强正气，预防疾病。

1. 气虚质

气虚体质的孩子起居一定要有规律。夏季应该在太阳升起也就是阳气升发的时候早起，以补充身体里的气，不宜过于贪凉，慎用凉水淋浴。冬天在太阳出来后起床，求其温暖。要顺应自然，到户外活动，吸收自然界的清气，以补充气的不足。应该适当休息，保持充足的睡眠。气虚体质的孩子主要是心肺功能不足，可以适当进行慢跑、健步走等比较有效的加强心肺功能锻炼的方法以增强体质。锻炼宜采用低强度、多次数的运动方式，适当地增加锻炼次数，而减少每次锻炼的总负荷量。切记一定要选择柔缓锻炼法，"形劳而不倦"，循序渐进。

2. 阳虚质

阳虚质的孩子耐春夏不耐秋冬。秋冬季节要适当暖衣温食以养护阳气，尤其要注意腰部和下肢保暖。夏季暑热多汗，也易导致阳气外泄，使阳气虚于内。小孩子活泼好动，要尽量避免剧烈运动，大汗伤阳，也不可贪凉饮冷。这个时期的孩子应该在家长的陪同下，在阳光充足的地方适当进行户外活动，改善阳虚质。阳虚质的人畏寒，易受风寒侵袭，锻炼时家长应注意让孩子保暖避寒。中国传统体育中的一些功法、短距离跑步和跳绳等跳跃运动，可以振奋阳气，促进阳气的生发和流通。

3. 阴虚质

对于阴虚体质的孩子，家长应保证其充足的睡眠时间，避免熬夜、剧烈运动、高温酷暑的生活环境，因为这些都会加重孩子的阴虚倾向。肾阴是一身阴气之本，特别是冬季，更要注意保护阴精。锻炼时要控制出汗量，及时补充水分。阴虚质的人多消瘦、容易上火、皮肤干燥等，阴虚体质的孩子在进行体育锻炼时，要控制出汗量，及时补充水分，也可多选择游泳等运动。

4. 痰湿质

痰湿质的孩子平时应多进行户外活动，以舒展阳气，通达气机。衣着应透湿散气，经常晒太阳或进行日光浴。在湿冷的气候条件下，要减少户外活动，避免雨淋、受寒，保持居室干燥。痰湿体质的孩子在锻炼时，可适当加长运动时间。运动时间可以选在下午 2：00-4：00 阳气极盛的时候。对于体重超重，陆地运动能力极差的人，应当进行游泳锻炼。

5. 湿热质

湿热质是以湿热内蕴为主要特征的体质状态，这样的孩子不宜长期熬夜，以至阴液损耗加重内热。要保持二便通畅，防止湿热郁聚。湿热体质的孩子皮肤油脂分泌较多，家长要教会孩子注意个人卫生，预防皮肤病变。湿热体质的孩子可适合做大强度、大运动量的锻炼，如中长跑、游泳、爬山、各种球类、武术等，可以消耗体内多余的热量，排泄多余的水分，达到清热除湿的目的。

6. 血瘀质

血瘀质的孩子具有血行不畅的潜在倾向。血得温则行，得寒则凝。孩子要少吃冰冷寒性食物，夏季少吹空调，避免寒冷刺激。日常生活中应适量运动，如舞蹈、健身操等，保证气血通畅。

7. 气郁质

气郁质的孩子有气机郁结的倾向。要舒畅情志、宽松衣着、适当增加户外活动和社会交往，以放松身心、和畅气血、减少抑郁情绪。

8. 特禀质

对于特禀质的孩子，家长应根据个体情况调护起居。其中过敏体质的儿童由于容易出现水土不服，在陌生的环境中要注意日常保健，减少户外活动，避免接触各种致敏的动植物，适当服用预防性药物，减少发病机会。在季节更替之时，要及时增减衣被，增强机体对环境的适应能力。

学龄期儿童处于发育成长的重要阶段，学校和家庭的共同教育是使孩子健康成长的必要条件。学龄期保健的主要任务是保障身心健康，促进儿童的全面发展。家长和老师要言教身教，通过自己的言行举止引导孩子，实施正确的教育方法培养孩子，既不能娇生惯养、姑息放纵，也不能操之过急、打骂逼迫，要努力让孩子沿着正确的培养目标发展，使之造就目标远大、道德高尚、有责任感、遵守纪律、团结友爱、自强自重的优良品质。

Q22：如何巧妙应对学龄期儿童的情绪？

佳佳是老师和同学们眼中的"尖子生"，她对自己也非常有信心。一次考试，老师要挑出班上的前三名，代表学校去参加一个重要的比赛。好胜的佳佳告诉爸爸、妈妈，她一定要拿全班第一名，因为她只能接受第一名。可是就在临近考试的时候，佳佳却病倒了，身体虚弱的她没有发挥出水平，得到了一个非常不满意的成绩。她很伤心，很长一段时间都显得闷闷不乐。

晓阳原来是班里的班长，最近家长为他的敏感苦恼不已，家长说孩子最近特别爱哭，说的话严厉了一些，眼泪就会忍不住地流下来。为了让孩子的脆弱神经不再受刺激，家长对老师提出让孩子担任学习委员，只负责跟学习相关的工作。成为学习委员的晓阳看见一个个展示自己的好机会从身边溜走，又开始抱怨父母的决定。

在学龄期，儿童的生活环境、人际关系等都发生了重大的变化，在情绪能力的发展上也呈现出许多新的特点。情绪能力是利用情绪建立、维持和改变个体与外界关系的功能来为人类服务的能力，是情绪智力的一部分。与智力能力相比，儿童时期具有的情绪能力，更能预示他们的人生是否能获得成功。小儿对外周环境认识的角度不同于成人，因而导致小儿为病的情志因素与成人有着一定的区别。无论正常体质还是偏颇体质，均具有相应的性格心理特征。气质心理特点与体质生理特征相互影响。体质因素在七情的发生、致病和情志疾病的防治中均有举足轻重的意义。

1. 平和质

平和体质的孩子往往精神愉悦、乐观开朗、心理调节能力较强，表现为稳定的心理素质。所以家长要及时发现并化解平和体质的孩子出现的不良情绪，防止孩子因不良情绪所伤而导致偏颇体质。家长平时可以多培养孩子一些兴趣爱好，以保持平和心态，如琴棋书画、唱歌跳舞、吹拉弹唱等，陶冶孩子的情操，让孩子保持一个积极的心理状态。也可以通过运动保持情绪的健康稳定，可选取不同的运动方式，如打球，跑步等，帮助疏通气机、畅通气血，使孩子情绪高涨，保持心情愉快、精神饱满。

2. 气虚质

气虚质的孩子性格多内向、情绪不稳定、胆小、不喜欢冒险。家长平时应该注重培养孩子豁达乐观的生活态度，不可过度劳神、过度紧张，保持稳定平和的心态。脾为气血生化之源，思则气结，过思伤脾；肺主一身之气，悲则气消，悲忧伤肺，会进一步加深气虚体质的气虚状态。

3. 阳虚质

阳虚质的孩子性格内向、常常情绪不佳、容易哭闹。家长要多引导孩子调整自己的情绪，教会孩子自我排遣，多与家长沟通。

4. 阴虚质和湿热质

阴虚质和湿热质的孩子比较外向、活泼好动。家长应以舒缓情志为主，教孩子学会正确对待喜忧苦乐、顺利与否，保持稳定的心态。

5. 痰湿质

痰湿质的孩子性格多温和、善于忍耐。家长要注意培养孩子的兴趣爱好，让孩子适当参加社会活动，开阔眼界。家长还可以多带孩子出去休闲度假，以舒畅情志，改善体质。

6. 血瘀质

血瘀质的孩子常急躁、记性不好，或者苦闷，对周围环境时刻保持警惕。

7. 气郁质

气郁质的孩子性格多内向不稳定，忧郁脆弱，敏感多疑。两者均易产生不良的心态，有时不能参与正常的人际交往。在情志调摄上应培养孩子的乐观情绪，精神愉悦则气血和畅、营卫流通，有利于改善气郁质和血瘀质。如果你的孩子经常闷闷不乐，处于抑郁状态，可以让他（她）多和朋友们一起玩耍，使孩子的感情得到沟通交流；同时家长也可以培养孩子广泛的兴趣爱好，如唱歌跳舞、学习各种乐器、运动锻炼等。

8. 特禀质

这是由于先天性和遗传而造成的特殊体质，其心理特征因禀质特异而情况不同。但多数这种体质的孩子应对外界环境适应能力差，会表现出不同程度的内向、敏感、多疑、焦虑及抑郁的心理反应，可酌情采取相应的心理保健措施。

儿童期为稚阴稚阳之体，其情志亦为稚情稚志期。家长要多注意孩子情绪和行为的变化，避免孩子思想过度紧张，减少其精神行为障碍的发生。

Q23: 针对不同体质的学龄期儿童，如何使用中药进行调理？

为什么感冒对我家孩子来说是家常便饭，感冒了吃了很多药还不容易痊愈？

为什么我家孩子非常怕冷？最热的时候也要穿长袖衣服，夏天的时候一点也不能开空调？

为什么我家的孩子晚上睡觉的时候手心、脚心都发热，而且经常觉得身体燥热？

为什么我家的孩子经常大便干燥，甚至解不出大便？

为什么我家的孩子稍微多吃一点东西就长胖，要比同龄的小孩子胖很多？

为什么我家的孩子玩耍时一磕磕碰碰，身体就出现青紫的瘀斑？

为什么我家的孩子经常闷闷不乐，不愿意同父母进行交流？

为什么我家的孩子春天遇见柳絮就不停地打喷嚏，鼻涕、眼泪一起流，还经常住院，而且很多食物都不能吃？

……

不知道你的孩子有没有遇到过这些问题呢？如果遇见上述种种问题，该如何通过中药对孩子的体质进行调理呢？其实，这些问题的出现，是因为孩子们的体质不同，导致了疾病转归与发展的不同。前面提到的体质特点，都或多或少地体现在健康和疾病的过程之中。

学龄期儿童的发病率有所降低，但也有这一时期的好发疾病，须注意防治。近年来，小学生中屈光不正、龋齿发病增多，有必要加强眼睛、口腔保健教育，根治慢性病灶，端正坐、立、行姿势，养成餐后漱口、早晚刷牙、睡前不进食的习惯，配合眼保健操等锻炼方法，加以防治。一些免疫性疾病如哮喘、风湿热、过敏性紫癜、肾病综合征等在这一时期发病率高，要预防和及时治疗各种感染、避开污染环境、避免过敏原，减少发病。

儿科疾病的治疗大法基本与成年人一致，但由于小儿在生理、病因、病理、病种上与成年人有所不同，故在治疗方法、用药剂量、给药途径的运用上也有其特点。中药汤剂内服因吸收快、加减运用灵活、便于喂服而最为常用。中药则易贮存携带，服用方便。

平和体质的孩子对四时寒暑及地理环境适应能力强，患病较少。调体要注意摄生保养，饮食有节，劳逸结合，生活规律。孩子处在生长发育时期，食谱当多样化，富有营养，促进其正常生长发育。

气虚体质的孩子常自汗，易患感冒、哮喘、眩晕或兼有过敏。调体要培补元气，补气健脾。可使用人参补气强质，但孩子使用时要注意把握剂量，缓图渐进，或配伍其他方药使用，避免补之太过。补气时少佐理气行滞之品，以防常因外邪或内在饮食积滞而产生内热等虚实夹杂之证。

阳虚体质的孩子易患痰饮、泄泻、惊悸等病证。调体要补肾温阳，益火之源。温阳时佐以养阴之品，如熟地黄、山茱萸等；用药要阴阳相顾，切忌温阳太过，耗血伤津，转现燥热。因此，调理阳虚质时要慢温慢补，缓缓调治。同时也要兼顾脾胃，养后天以济先天。

阴虚体质的孩子易患咳嗽、内伤发热等病证。调体要滋补肾阴，壮水制火。阴虚生内热，应滋阴与清热并用；在调治阴虚的同时，注意结合填精、养血、滋阴的方药；养阴还兼顾理气健脾，加入木香、砂仁、陈皮、鸡内金等理气健脾消导之品。

痰湿体质的孩子，发病倾向是易患消渴、眩晕、胸痹咳喘等病证。调体要健脾利湿，化痰泄浊。配用温化通阳的药物，根据病情需要可酌加桂枝、厚朴、干姜及淫羊藿、补骨脂等，但须防温热太过，水液受灼，化热生变。如果痰瘀互结，治宜化痰利湿，兼以活血。还应少用甘润之品，避免滞湿生寒。

湿热体质的孩子易患疮疖、黄疸、热淋、血衄等病证。调体要分消湿浊，清泻伏火。根据"火郁发之"之理，可于泻火解毒之剂中加用防风、茵陈、白芷等品宣透化湿以散热；根据"渗湿于热下"之理，在清热化湿的同时佐以通利之白茅根、木通、竹叶、薏苡仁，使热从下泄，通利化湿以泄热；湿而有热，宜苦寒之剂燥之。慎用辛温助火之品。

血瘀体质的孩子易患眩晕、胸痹病变，常有出血倾向。调体要活血祛瘀，疏利通络。养阴以活血，调气以化瘀。药如生地黄、枳壳、陈皮、柴胡等。

气郁体质的孩子易患郁证、癫证等。调体要疏肝行气，开其郁结。要掌握用药法度：理气不宜过燥，以防伤阴；养阴不宜过腻，以防黏滞；用药不宜峻猛，以防伤正。

特禀体质的孩子发病，凡遗传性疾病者，多表现为亲代有相同疾病，或出生时即有固定缺陷。若为过敏体质者则易患花粉症、哮喘等，并易引发宿疾及药物过敏。调体的话，临床对于先天性、遗传性疾病或生理缺陷，一般无特殊调治方法。或从亲代调治，防止疾病遗传。过敏质者或益气固表，或凉血消风，总以纠正过敏体质为法。

小儿体质的生理特点是"稚阴稚阳""脏腑娇嫩，行气未充"，通过药物进行体质调理，需要根据小儿的体质特点进行遣方用药，忌用苦寒、温燥，以阴阳调和为第一要旨。具体药物调体原则如下。

小儿调体用药原则

1.用药要及时、正确和审慎。

2.处方轻巧灵活。小儿脏气清灵，随拨随应。在体质调理时，处方也应轻巧灵活。要根据患儿的体质特点、病情轻重及脏腑功能，灵活运用，不宜呆滞，不可重浊，不得妄加攻伐，以免耗伤小儿正气。

3.注意顾护脾胃。小儿的生长发育，全靠后天脾胃化生精微之气以充养；疾病的恢复赖脾胃健运生化；先天不足的小儿也要靠后天来调补。患病后注重调理脾胃是儿科的重要治则。

4.重视先证而治。由于小儿发病容易，传变迅速，虚实寒热的变化较成年人为快，故应见微知著，先证而治，挫病势于萌芽之时，挽病机于欲成未成之际。尤其是外感热病。故用补益的同时，应注意兼以消导，免生中满；在用攻下剂时注意扶正，免耗正气；在用温热药时注意病情热化而稍佐以寒凉；在用寒凉药时应防止中寒内生而适当伍以温热。此皆属先证而治之例。

5.不可乱投补益。补益之剂对体质虚弱的小儿有增强机体功能，助长发育的作用。但是，由于药物每多偏性，有偏性即有偏胜，故虽补剂也不可乱用。健康小儿不必靠药物来补益，长期补益可能导致性早熟。或者小儿偶受外邪，或痰湿食滞，未能觉察，若继续服用补益之剂，则是闭门留寇，邪留不去，为害不浅。故补益之剂切不可滥用。

6.掌握用药剂量。小儿用药剂量常随年龄大小、个体差异、病情轻重、方剂组合、药味多少、医师的经验而异。由于小儿服药时常有浪费，所以中药的用量相对较大，尤其是益气健脾、养阴补血、消食和中一类药性平和之剂更是如此。但对一些辛热有毒、苦寒攻伐和药性猛烈的药物，如麻黄、附子、细辛、乌头、大黄、芒硝等，应用时则需要注意毋使过剂。

Q24：看看你家的学龄期儿童适合哪种外治法？

在医院里我们常常会发现，小儿大多不愿服药，害怕打针，内治给药较为困难。而小儿肌肤柔嫩，脏气清灵，外治之法作用迅速，能在无损伤的治疗中取得疗效。外治法是家长寄予希望和医务人员努力寻求的一种治疗方法。临床实践证明，采用各种外治法治疗小儿常见病、多发病，易为小儿所接受，应用得当，也有较好的疗效，可以单用或与内治法配合应用。

目前儿科临床上的外治法，主要使用一些药物进行敷、贴、熏、洗、吹、点、灌、嗅等。这些方法，药简效捷。常用的熏洗法是利用中药的药液及蒸气熏蒸、擦洗人体外表的一种治法。如小儿夏日高热无汗，可用香薷煎汤熏洗，发汗退热。而涂敷法是将新鲜的中草药捣烂，或用药物研末加入水或醋调匀后，涂敷于体表的一种外治法。如用鲜马齿苋、青黛、紫金锭等，任选一种，调敷于腮部，治疗流行性腮腺炎；用吴茱萸粉涂敷于足底涌泉穴，治疗滞颐等。

一般说来，推拿疗法、针灸疗法等治法，也属于外治法。

推拿疗法有促进气血循行、经络通畅、神气安定、脏腑调和的作用，能达到祛邪治病的目的。其手法应轻快柔和，取穴和操作方法与成年人有所不同。常用推、拿、揉、掐等手法，常用手部的六腑、天河水、三关，掌部的大肠、脾土、板门，背部的大椎、七节、龟尾，腹部的脐中、丹田等穴。针对年龄幼小的儿童，治疗效果尤佳。儿科临床常用于治疗小儿泄泻、腹痛、厌食、痿证、斜颈等疾病。

针灸疗法包括针法与灸法。儿科针灸疗法常用于治疗遗尿、哮喘、泄泻、痢疾、痹证等疾病。小儿针灸所用的经穴基本与成人相同。但是，由于小儿接受针刺的依从性较差，故一般采用浅刺、速刺的针法，又常用腕踝针、耳针、激光穴位照射治疗；小儿灸治常用艾条间接灸法，与皮肤有适当距离，以皮肤微热微红为宜。

以上是关于学龄期儿童的一些调体方法，家长可根据孩子的体质有针对地选择，以提供个性化保健。

四、青少年体质养护方法

青春期是从儿童向成人过渡的时期，其生理特点是肾气盛、天癸至。形体增长出现第二次高峰，精神发育由不稳定趋向成熟。青春期受地区、气候、种族等影响，有一定的差异，一般女孩自 11 ～ 12 岁到 17 ～ 18 岁，男孩自 13 ～ 14 岁到 18 ～ 20 岁。近几十年来，小儿进入青春期的平均年龄有提早的趋势。整个学龄期和青春期的生长发育不断进行，是一个连续的过程，这个时候任一发育阶段受到阻碍，都会影响下一阶段的成长。

Q25：针对不同体质青少年时期儿童，如何注意膳食营养，吃出健康身体？

青春期的孩子课业繁重，经常会有孩子为了贪图几分钟的睡眠起床晚，放弃吃早饭或者早饭不吃饱。到早上十点多的时候就开始饥肠辘辘，注意力不集中。这样不仅会影响学习，也会影响生长发育。而且，青春期前后生长发育加快，新陈代谢旺盛，如果膳食营养缺乏，则易导致相应的疾病发生。对那些已经超重或肥胖的儿童、青少年，也要防止盲目节食带来的健康损害，应在专业人员的指导下，通过调整膳食、改善不良饮食行为和生活方式及加强运动，逐渐降低体重。

青春期少女正处在快速生长期，尤其是经期后对铁的需求量很大。如果不注意补铁，就会发生缺铁性贫血，严重者可出现精神疲倦、乏力、注意力不集中、记忆力下降等。还有不少女孩子为了保持曼妙的身材，不吃肉类，膳食过于清淡，这样极易发生铁缺乏。如果过度节食或盲目节食，甚至用催吐、吃泻药等极端做法减重，久之导致神经性厌食症和营养不良。青春期少女的膳食中应该有适量的猪血、鸡血、动物肝脏、牛肉等。此外，维生素可以协助胃肠道吸收铁质，所以应该多吃一些富含维生素 C 的食品。青春期女性的营养状况和生长发育还会影响下一代的健康，这一时期营养的摄入与吸收对生长发育特别重要。

孩子进入青春期后，生长发育的速度又达高峰，不但身体生长快，而且第二性征逐渐出现。这一阶段的孩子活动量大，学习负担重。机体对营养的需求高于成年人，因此在膳食营养上一定要多加注意。因此，在成人膳食指南的基础上，下面对青少年期的膳食给出特别的指导。

1. 平和质

《素问·宝命全形论》指出："人以天地之气生，四时之法成。"说明四时气候的变化，季节的交替，对人体的生理功能产生一定的影响，必须根据不同季节的气候特点，进行饮食调养。在上述顺应四时、因时制宜原则指导下，四时进补分别有不同的方法，即"四时调补法"。

春季阳气初升，万物复苏，升发向上，顺畅条达。春宜升补，即顺应阳气升发之性，食物之性宜轻清升发，宣透阳气。但应注意升而不散，温而不热，不过用辛热升散之品。宜多食蔬菜，如菠菜、韭菜、芹菜、春笋、荠菜等轻灵宣透、清温平淡之品。

夏宜清补，应选用清热解暑、清淡芳香之品，不可食用味厚发热的食物。宜多食新鲜水果，如西瓜、番茄、菠萝等，其他清凉生津食物，如金银花、菊花、芦根、绿豆、冬瓜、苦瓜、黄瓜、生菜、豆芽等均可酌情食用，以清热祛暑。

长夏季节宜用淡补，即用淡渗利湿之品以助脾气之健运，防止湿困中焦。多选用茯苓、藿香、山药、莲子、薏苡仁、扁豆、丝瓜等淡渗利湿健脾之品，最忌滋腻碍胃。

秋季进食补品，宜选用寒温偏性不明显的平性药食，不宜用大寒大热之品，即所谓平补之法。同时，因秋风劲急，气候干燥，宜食用濡润滋阴之品以保护阴津，如沙参、麦冬、阿胶、甘草等。

冬宜温补，选用温热助阳之品，如姜桂、胡椒、羊肉、牛肉等温补之品，以扶阳散寒。

2. 气虚质

山药是我们的餐桌上经常见到的一种食物，含有淀粉酶、多酚氧化酶等物质，有利于脾胃消化吸收功能，补脾气的作用很突出。气虚体质的青少年应适当多吃一些山药，家长可以用土鸡炖山药煨汤；也可以适量食用人参，让身体焕发出勃勃生机。

3. 阳虚质

这种体质的青少年可适当多吃温补脾肾阳气为主的食物。常用的食物可选羊肉、牛奶、童子鸡、虾、韭菜、生姜、糯米、芡实、桂圆、栗子、荔枝、樱桃、桂皮等。平时应少食生冷黏腻的东西，即便是盛夏也不要过食寒凉之品，如冰水、冰激凌、冰西瓜等。民谚有"冬吃萝卜夏吃姜，不劳医生开药方"的说法，家长做菜的时候可以放姜，还可以让孩子口嚼生姜，甚至把生姜切片以后放在肚脐上。

4. 阴虚质

总的来说，阴虚体质的人食宜滋润。在饮食方面，应多吃一些滋补肾阴的食物，多食鸭肉、芝麻、藕、枸杞苗、丝瓜、银耳、豆腐、甘蔗、桃子、西瓜、百合、山药、甲鱼、海蜇等，这些食品性味大多甘寒性凉，都有滋补机体阴液的功效，可以适当配合补阴药膳，有针对性地调养。阴虚火旺的孩子还应少吃羊肉、鸡肉、韭菜、辣椒、葵花子等性温燥烈之品，蒸、炸、爆、烤的食物也应该少吃，水果中龙眼肉、荔枝这些热性食品能不吃就不吃。

5. 痰湿质

在饮食方面宜清淡，应适当多吃一些能够宣肺、健脾、益肾、化湿的食物，可以常吃的食物有冬瓜、荷叶、山楂、赤小豆、白萝卜、紫菜、海蜇、洋葱、薏苡仁、燕麦、白菜、苋菜、茼蒿、绿豆芽、海带等。应少吃肥肉和甜、黏、腻的东西，如蛋糕、点心等，而且不能吃得过饱；忌吃饴糖、石榴、大枣、柚子，且最忌暴饮暴食和进食速度过快；还应限制食盐的摄入。

6. 湿热质

湿热体质是以湿热内蕴为主要特征的体质状态，饮食应以清淡为主。可多食赤小豆、绿豆、芹菜、黄瓜、藕等甘寒、甘平的食物。还适宜吃些清利化湿的食品，如薏苡仁、莲子、茯苓、蚕豆、鲤鱼、冬瓜、丝瓜、葫芦、苦瓜、马齿苋、白菜、卷心菜、空心菜等。尽量避免吃一些辛辣燥烈、大热大补的食物，如辣椒、生姜、大葱、大蒜等；对于牛肉、羊肉、狗肉、酒等温热食品和饮品，以及火锅、烹炸、烧烤等辛温助热食物，应该少食和少饮；不宜吃饴糖、石榴、大枣、柚子，且最忌暴饮暴食或进食速度过快；限制食盐的摄入，否则会加重湿热。

7.血瘀质

血瘀体质是具有血行不畅或瘀血内阻表现的体质状态。这种体质的青少年饮食上宜多吃一些行气活血的食物，所以应该多食山楂、醋、玫瑰花、金橘、番木瓜等具有活血、散结、行气、疏肝解郁作用的食物，少食肥肉等滋腻之品。桃仁、黑豆、油菜等也具有活血化瘀的作用，可适量食用。也可选用一些活血养血的中药，如少量的三七或藏红花来煲汤饮用。

8.气郁质

气郁体质者是一种气机郁滞的体质状态。所以在饮食上宜多吃一些具有疏肝行气作用的食物。应该适当多吃一些具有行气、解郁、消食、醒神作用的食物，如黄花菜、海带、山楂、玫瑰花等。还可以适当多吃蔬菜和营养丰富的鱼、瘦肉、乳类、豆制品，以及薤白、莴苣、佛手、橙子、柑皮、大麦、茴香菜等。柑橘理气解郁的作用很明显，也可以适当多吃。忌食辛辣、咖啡、浓茶等刺激品，少食肥甘厚味的食物。

9.特禀质

特禀质的青少年在饮食方面应该清淡、均衡，粗细搭配适当，荤素配置合理；多吃一些益气固表的食物，如糯米、燕麦、红枣、燕窝、菠菜、胡萝卜，还有被称为"水中人参"的泥鳅；少食荞麦（含致敏物质荞麦荧光素）、蚕豆、白扁豆、牛肉、鲤鱼、虾、蟹、茄子、酒、辣椒、浓茶、咖啡等辛辣之品、腥膻发物及含致敏物质的食物。

在生活中，我们要学会"因体施膳"，才会吃得健康。

Q26: 怎样留意不同体质青少年的生活起居，让孩子充满活力？

如今的生活越来越好，生活质量越来越高，一些父母对孩子的溺爱也越来越严重。有不少孩子想吃什么，父母马上就买；经常会吃一些油炸快餐食品、零食等。近年来，我国城市中小学生超重和肥胖发生率逐年增长，其主要原因是摄入的食物，特别是动物性食物过量，而体力活动过少，能量摄入与消耗不平衡。所以，青少年要加强锻炼，以强健肌肉和骨骼，塑造健康的体魄。学校应有意识地安排青少年每天进行体育活动。此外，家庭应鼓励青少年参与家务劳动，让孩子既学好知识，又提高动手能力，手脑并用，劳逸结合，全面发展。

除此之外，青春期男孩发生遗精、女孩月经来潮，家长要教孩子学会正确处理。养成不吸烟、不饮酒的好习惯，对于自身的健康成长具有重要意义。这需要家长、教师的努力，也需要本人有意志力的支持。

1. 平和质

生命活动随着年节律、季节律、月节律、昼夜节律等自然规律而发生相应的生理变化，都遵循着一定周期或节律展开，要顺从人体的生物钟调理起居，有规律地生活，合理安排学习、工作、睡眠、休息，养成良好的起居习惯。

春天是万物欣欣向荣、推陈出新的季节。春天宜晚卧早起，以顺应阳气升发、万物生机蓬勃的自然景象。青少年春季应加强锻炼，锻炼地点应在空气新鲜之处，如公园、广场、庭院、湖畔、河边、山坡等地，玩球、跑步、打拳、做操等，以适应春季阳气升发之性，符合"春夏养阳"的要求。

夏天是阴阳两气相交，万物荣华充实，繁茂秀丽的季节。为了顺应自然，应当晚些睡，早点起床，多活动，顺应阳气的充盈和盛实，利于气血活动，振奋精神。夏日漫长，中午要有适当的午休，以消除疲劳，提高下午的学习效率。夜晚在外乘凉不要过晚，以免引起疾病。夏天由于气温高、湿度大，运动锻炼应根据气候特点，最好在清晨或傍晚较凉爽时进行，锻炼项目以散步、慢跑、太极拳、广播操、游泳、垂钓等为好，不宜做过分剧烈的运动，以免大汗淋漓，损伤阳气。

秋季阴气渐盛，阳气渐收，万物结实。气候变化较大，早秋以热、湿为主，中秋很长一段时间以燥为主，晚秋又以凉、寒为主。因此，青少年在睡眠、穿衣、居住、护肤等方面应做相应的调护。应早睡早起，以应秋天收敛之气；宜做相适应的各种锻炼，逐渐增强体质，以适应寒凉的气候变化。秋季野外锻炼可选择旅游登高、呼吸操等。

冬天是"水冰地坼"，天地万物处在闭藏状态的季节。应早睡晚起，以避寒就温，顺应冬天潜藏之气。但又不要过分暖和而使皮肤出汗，借以保护阳气。虽然冬天寒冷，当避寒就暖，但也要适可而止，以符合"秋冬养阴"的原则。故冷天注意脚部保暖，改善体质，增强人体的抗寒能力，减少感冒和其他疾病的发生。冬季应坚持锻炼，但要避免着凉。选择适合的锻炼地点，避免在大风、大寒、大雪、大雾中及空气污染的地方运动健身。

2. 气虚质

夏季睡眠建议时间为晚上 8：00 ～ 10：00 入睡，早上 5：30 ～ 6：30 起床。由于夜间睡眠时间缩短，夏日午睡可在短时间内提升人们的"精气神"，提高下午的工作效率，还能改善脑部供血，增强体力和机体的防护能力。有资料表明，夏季适当睡午觉可大大减少脑血管疾病的发病率。夏季午睡时间一般以 30 分钟至 1 小时为宜。冬季作息时间应"早睡晚起"，起床的时间最好在太阳出来之后，这样就能躲避严寒，求其温暖。气虚体质的人本身机体能量就不充足，气不够用，所以不能选择剧烈运动。一定要选取柔缓的运动项目进行锻炼，这样才会增气而不是伤气。太极拳、太极剑、八段锦等运动就非常适合，还有气功的调息方法，有利于养气、补气，改善呼吸功能。此外，也可经常自行按摩膻中、足三里、阴谷等穴位健脾、补气、益气，调整气虚状态。但不管进行哪一种运动锻炼，都要适可而止，只能微微见汗，不宜汗出过多。

3. 阳虚质

阳虚体质的青少年要选择暖和的天气进行户外运动锻炼，不宜在阴冷天气或潮湿之处锻炼身体，如水中游泳易受寒湿，一般不适宜。根据中医学理论"春夏养阳，秋冬养阴"的观点，阳虚质的锻炼时间最好选择春夏季节，一天中又以阳光充足的上午为最好的时机，其他时间锻炼则应当在室内进行。运动量不能过大，尤其注意不可大量出汗，以防汗出伤阳。还要注意腰部和下肢的保暖，注意护脚，不然寒气极易从脚底进入人体，损伤人的正气。洗脚时可以用 40 ~ 50℃的水，水量以淹没脚的踝部为好，双脚浸泡 15 分钟，同时用手缓慢连贯地按摩双脚，直到感觉自己的双脚微微有发热感，还可以在水中加入一些温阳的药物，如桂枝、少量白酒等，效果会更好。此外，每天早晨用冷水洗脸，也可以使机体抵御寒冷的能力逐渐增强。

4. 阴虚质

炎炎夏日，穿丝质或棉质的浅色衣裤是明智的选择，凉快舒畅，吸汗透气。应尽量少穿化纤布料的衣服。顺应昼夜变化，好好休息，保证充足的睡眠，不能熬夜，熬夜就等于消耗阴液。只适合做中小强度、间断性身体练习，可选择太极拳、太极剑、八段锦、气功等动静结合的传统健身项目；皮肤干燥比较厉害者，可以经常去游泳。不宜蒸桑拿。

5. 痰湿质

痰湿质的青少年应该尽量离开潮湿的地方，避免外湿伤身。注意合理安排作息时间，克服阴雨潮湿天气对痰湿体质的影响。可以根据天气预报采取适当的预防措施，室外水汽太重时就不去户外活动。特别注意午休时间不能过长，以免天气的外湿和机体的内湿结合，进一步阻遏气机。即使在气候逐渐变暖的情况下，白天也要避免过度疲劳，晚上避免熬夜，应顺应睡眠、清醒的自然规律，使人体通过合理的睡眠在体能上得到补充，有利于胃肠免疫和动力等功能的恢复。另外，天气晴好时，应多进行户外活动，享受日光浴，以舒展阳气，通达气机。还可以多洗热水澡，以全身皮肤微微发红、通身汗出为宜。穿衣尽量保持宽松，面料以棉、麻、丝等透气散湿的天然纤维为主，有利于汗液蒸发，祛除体内的湿气。痰湿体质的人应选择低强度、长时间、不间断、有规律的运动项目。有氧运动如划船、游泳、爬山、跑步、蹬自行车等就很适合。无论进行何种项目，都要循序渐进，最终达到每次锻炼时间持续在 60 分钟以上。

6. 湿热质

这种体质的青少年在长夏季节应该避免居住在低洼潮湿的地方，宜居住于环境干燥和通风之处，减少户外活动的时间。保持充足而有规律的睡眠，不要熬夜，不要过于劳累。夏季昼长夜短，应顺应季节变化，晚睡早起，适当地接受阳光照射（避开太阳直射，注意防暑），以顺应旺盛的阳气，利于气血的运行，振奋精神。中午小憩也是必要的，有助于解除疲劳，利于健康。还有天热易出汗，衣服要勤洗勤换。可以早起出来活动到出汗为止，出汗可帮助排湿，但也不要大汗淋漓，以免伤气。芒种后要常洗澡，但在出汗的时候不要立刻用冷水冲澡。湿热体质的孩子，不要穿化纤的内裤和紧身牛仔裤。湿热体质的孩子适合做大强度、大运动量的锻炼，比如中长跑、游泳、爬山、各种球类、武术等，可以消耗体内多余的热量，排泄多余的水分，达到清热除湿的目的。

7. 血瘀质

在日常生活中，人们常讲"春捂秋冻"，所谓"春捂"的意思，就是指春天不要过早地脱下棉衣，应该脱晚一点，而且要一件一件地脱。冬季养生方法与气虚体质类似，冬季作息时间应"早睡晚起"，起床时间最好在太阳出来之后。另外，也要注意头暖、背暖、脚暖。防寒保暖是血瘀体质冬季养生需注意的。血瘀体质的人经络气血运行不畅，而运动则是血瘀体质者最简便、廉价的调体方法。血瘀质的人心血管功能较弱，不宜做高强度、大负荷的体育锻炼，应该采取中小负荷、多次数的锻炼。坚持经常性锻炼，如导引、太极拳及各种舞蹈、步行健身法等，以达到改善体质的目的。

8.气郁质

气郁质是由于长期情志不畅、气机郁滞而形成。体育锻炼的目的是调理气机，舒畅情志。应尽量增加户外活动，可坚持较大量的运动锻炼。气郁质的锻炼方法主要有大强度、大负荷练习法，专项兴趣爱好锻炼法和体娱游戏法。大强度、大负荷的练习是一种很好的发泄式锻炼，如跑步、登山、游泳、打球、武术等，有鼓动气血、疏发肝气、促进食欲、改善睡眠的作用。有意识地学习某一项技术性体育项目，定时进行练习，从提高技术水平上体会体育锻炼的乐趣，是最好的方法。

9.特禀质

可根据各种特禀质的不同特征选择有针对性的运动锻炼项目，逐渐改善体质。但过敏体质要避免春天或季节交替时长时间在野外锻炼，防止过敏性疾病的发作。青少年在外出时应戴口罩、眼镜，手足等部位也尽量不要暴露在外。早晨户外活动时，要选择避风向阳、温暖安静的地方；当感到出汗时，应减小运动强度，运动速度慢些或休息，千万不可忙着脱衣服；注意多喝水。皮肤易过敏者，除要远离花粉和粉尘等过敏原外，在饮食上要防止病从口入。患有过敏性鼻炎的青少年，起床前先在被窝里多加点衣物，起床前或起床后喝杯热开水，戴口罩预防冷空气直接进入鼻腔，这些都可以预防鼻过敏、鼻塞发作。秋季尽可能避免外出旅游，如果要出行的话，少去一些花草树木茂盛的地方，尤其要避免进入菊花、百合、桂花、月季、秋海棠等过敏原多的景区。同时还要关注气象条件，主要是风和湿度。秋日多风的晴天最容易犯病，阴雨天则不易过敏。

西医学认为，规律的生活作息能使大脑皮层在机体内的调节活动形成有节律的条件反射系统。俄国著名生理学家巴甫洛夫通过大量的实验证实：规律的生活起居能使人体建立起各种定时的条件反射，使机体各系统处在最佳状态。例如定时就餐，可使消化液的分泌、胃肠道平滑肌的蠕动等都能在条件反射的动力定型中达到最理想的程度。相反，长期作息不规律，经常熬夜，睡眠不足，会导致免疫功能失调，人体生物钟功能紊乱，导致或诱发各种疾病，如失眠、便秘、溃疡病、胃肠病、心脑血管病、神经衰弱、颈椎病甚至猝死等。青春期生长发育出现第二次高峰，要保证充足的营养、足够的休息和必要的锻炼。

Q27：怎样调节不同体质青少年时期儿童的情绪呢？

　　小时候盼望着长大，长大了又发现这个世界似乎与自己格格不入。人说少年不识愁滋味，可青春时代的烦恼多得似乎三天三夜也说不完：长相不够好看，学习成绩不够突出，爸爸妈妈管得太紧……。在不断的自我否定与自我肯定的循环中，青少年逐渐发现，烦恼只是一支小插曲。

　　家长们是否发现，孩子到了青春期，脾气是不是越来越大？情绪是不是越来越反常？大多数青春期的孩子像有刺的玫瑰一样，这个刺虽然能保护自己，但也会刺伤别人，这阻碍了孩子和别人的正常交往。青春是人生美好征程的开始，疏远别人，孤立自己，不是我们想要看到的。而且这个时期，学习已经渗透到孩子生活的每一部分，而生活也与学习紧密相连。学校和家，你的孩子能平衡二者的关系吗？这些，都是青春期孩子成长道路上的挑战，而这种战胜自我的过程绝对是一种美妙的体验。

青少年时期是孩子身体生长发育的重要阶段，其情志为盛情盛志期。青春期是一个特殊时期，肾气充盛，进入第二次生长发育高峰，伴随着青春期生理上的变化，丰沛的情感体验也逐渐植入少男少女的心里，渐渐生根发芽，旺盛生长。家长要加强教育与引导，向他们普及青春期保健知识，包括性生理知识，使之认识自我，正确对待和处理青春期的生理变化。引导孩子正确认识社会、适应社会，正确处理好人际关系，增强识别能力，抵御社会不良风气的侵害。培养他们良好的思想素质，学好文化知识，顺利完成从儿童向成人的过渡，身心健康地走向社会。

1. 平和质

平和质的青少年性格随和开朗，精力充沛。步入青少年的孩子学业压力日增，家长不能过度给孩子压力，让孩子适量运动，合理作息，避免熬夜。应顺应孩子的性格加以引导。

2. 气虚质

气虚质的青少年一定要培养自己豁达乐观的生活态度，不可过度劳力劳神，在学习繁忙之余要学会放松，劳逸结合。同时要避免过度紧张、过度思虑，保持一种稳定平和的状态。

3. 阳虚质

阳虚质的人性格一般比较沉静、内向，不爱说话，情绪常常低落，给人的感觉不是那么阳光。所以必须加强精神调养，调节喜怒，尽量避免和减少悲伤，还要防止惊恐、大喜大悲等不良情绪的影响。可以让青少年多听听音乐，选择一些轻松喜庆的音乐或者优美畅快的轻音乐。多交朋友，多与人接触、沟通甚至玩耍。善于自我排遣或与别人倾诉，心胸宽广，用愉悦的情绪代替悲哀、低落的情绪。

4. 阴虚质

阴虚的人平时性情急躁，外向好动，这都是阴虚内热甚至生燥的表现。因此，在生活中我们看到比较瘦的孩子爱生气爱发火，不全是性格的因素，还有体质的原因。阴虚了，水不足了，火就旺了，自然就容易生气上火。要学会放松自己的心情，避免愤怒的情绪。

5.痰湿质

痰湿体质的孩子性格很随和，很少会孤僻，也不会独树一帜。因此其精神调养和阳虚体质者有些类似，平时可以多听一些激情高亢的音乐；"思虑伤脾"，也不能过度思虑，以免伤害脾胃功能。

6.湿热质

湿热体质的青少年容易急躁。因此要学会转移情绪，不顺心时可以向朋友倾诉，学会把心中的委屈和不快倾诉给他们；还可以看书、练字、绘画、弹琴等。

7.血瘀质

在性格特点上，血瘀体质的青少年一般内向的多。多给自己积极的心理暗示，在情绪上保持开心乐观。

8.气郁质

气郁体质的青少年表现出来的是一种低沉的、失落的、压抑的精神状态。在情志调摄上，应该培养乐观情绪，做到精神愉悦，气血就会和畅，血脉就会流通，这非常有助于改善气郁的体质状况。

9.特禀质

特禀体质会在形体方面表现为畸形，机体不健全，出现残疾。畸形和残疾都会带来严重的心理问题，而且特禀体质的人经常出现过敏，过敏症可以说是一种慢性的、迁延性的疾病，所以反反复复地发生，而在这个过程中，自我的心态会发生很大的变化，如果调整不好，同样会出现一些情绪或者是性格上的改变。对特禀体质的人来说，特别是对有生理缺陷的人来说，使自己内心充满阳光和希望才是最好的养生方法，应该培养乐观情绪，做到精神愉悦，努力培养一种坚强的意志。

中医体质学十分注重心理因素在疾病中的作用。体质学说的基本原理中的"心身构成论"提出，体质是特定躯体素质与一定心理素质的综合体，是"形神合一"思想在中医体质学说的具体表现。随着心身疾病的增多，体质医学的有关理论日益显示出对实践的指导意义。

Q28: 针对不同体质青少年时期儿童，如何使用中药进行调理？

　　小丽是个早产儿，从小身体就不好，经常生病请假不能上学。升入高中后，课业压力巨大，比起初中，小丽感觉越来越力不从心了。有时候她费了很大劲，成绩也比不过从前的排名。看着同学们的进步，小丽也越来越焦虑。但是成绩始终提不上去。长此以往，小丽很受打击，郁郁寡欢，只知道一味埋头苦学，拒绝和同学交流，也不怎么参加课外活动，身体也越来越不好了。脸上长了很多青春痘、黑眼圈很重、体重过轻，经常发烧感冒。高中正是孩子学习的关键时刻，小丽的父母因此非常焦急，找了很多偏方补药来给小丽调养身体，但好像都无济于事。

　　后来，小丽的父母带着小丽去了医院。医生分析了小丽的体质，说小丽由于早产，先天禀赋不足，而且性格沉闷、敏感，属于气郁质。医生给小丽开了越鞠丸加减，并让小丽进行适当的锻炼，以补充自身的正气。渐渐地，小丽变得开朗起来，和同学们也有说有笑，记忆力提高，注意力集中，成绩也有所提高。

　　辨体调治，强调不仅要治人的"病"，更要重视治病了的"人"，这有利于治病求本和未病先防。当我们对孩子的身体有所了解后，就会发现，一切都是可以改变甚至可以掌控的，因为很多小孩身体的不适都是治疗方法不当造成的。对于这一时期的好发疾病，如甲状腺肿、痛经、月经不调等，要及时检查和治疗。家长要根据孩子的不同体质类型，用药物改善体质偏颇，达到未病先防和治病求本的目的。

1. 平和质

平和质者，无气血阴阳偏颇，无明确调体方药。平素以保养为主，可适当使用扶正之品，不宜过于强调进补，少用药物为宜，以免导致体质偏颇。

2. 气虚质

调体方药：代表方为四君子汤、补中益气汤等。常用药物有党参、黄芪、白术、茯苓、甘草、陈皮、大枣等。

3. 阳虚质

调体方药：代表方为金匮肾气丸、右归丸、斑龙丸、还少丹等。常用药物有熟地黄、山药、山茱萸、枸杞子、菟丝子、杜仲、鹿角胶、附子、肉桂等。

4. 阴虚质

调体方药：代表方为六味地黄丸、大补阴丸等。常用药物有熟地黄、山药、山茱萸、牡丹皮、茯苓、泽泻、桑椹、女贞子等。

5. 痰湿质

调体方药：代表方为化痰祛湿方（王琦经验方）、参苓白术散、泽泻白术散等。常用药物有党参、白术、茯苓、炙甘草、山药、扁豆、薏苡仁、砂仁、莲子肉、陈皮、紫苏子、白芥子等。

6. 湿热质

调体方药：代表方为泻黄散、龙胆泻肝丸、甘露消毒丹等。常用药物有藿香、栀子、石膏、甘草、防风、龙胆、当归、茵陈、大黄、羌活、苦参、地骨皮、贝母、茯苓、泽泻等。

7. 血瘀质

调体方药：代表方为桃红四物汤、大黄䗪虫丸等。常用药物有桃仁、红花、生地黄、赤芍、当归、川芎、牡丹皮、茜草、蒲黄、丹参、山楂等。

8. 气郁质

调体方药：代表方为逍遥散、柴胡疏肝散、越鞠丸等。常用药物有柴胡、陈皮、川芎、香附、枳壳、白芍、甘草、当归、薄荷等。

9.特禀质

调体方药：调整过敏体质的代表方为玉屏风散、消风散、过敏煎等。常用药物有黄芪、白术、荆芥、防风、蝉蜕、乌梅、益母草、当归、生地黄、黄芩、牡丹皮等。

另外，有些青少年可能是"兼夹体质"，具有多种体质的特征。如气虚质与痰湿质的兼夹、湿热质与血瘀质的兼夹等，这种情况下，可根据九种基本体质调体方法，同时参考几种体质综合调养。

Q29：青少年该如何运用外治法调养身体或治疗疾病？

外治疗法使用简便，易于接受，用于辅治或主治，都有良好的效果。此外，推拿、艾灸、针刺等治疗手段，均可根据病证特点及青少年的个体情况加以选择应用。外治与内治的取效机理是一致的，也需视病情之寒热虚实辨证论治。外治法通常按经络腧穴选择施治部位。

1.平和质

平和质的青少年平时可以多按摩一些保健穴位，如足三里、涌泉、血海、三阴交等，以强身健体。

2.气虚质

气虚体质的青少年可以采用穴位按摩法进行补气。具有补气作用的穴位有足三里、关元、膻中、神阙、阴谷、肾俞、脾俞等，自己按摩这些穴位可以补养元气，改善气虚体质。最常用的穴位是膻中、足三里、阴谷三个穴位。

3.阳虚质

按摩疗法中的捏脊法是改善小儿阳虚质的很好的方法。自行按摩气海、足三里、涌泉等穴位可以补肾助阳。常用艾条灸脊背或用小桃木棍敲打脊背也是一种好方法，脊背为督脉经循行之处，而督脉为助阳之会，所以艾灸或敲打脊背会升发阳气。对阳虚体质、中焦虚寒的青少年来说，也可以用捏督脉的方法进行调养。具体操作方法是在床上以俯卧式赤身的方式捏脊，也就是捏督脉。在后背正中线，捏脊方向为自上而下，从臀裂到颈部大椎穴，一般捏 3 ～ 5 遍，以皮肤微红为度，在捏最后一遍时，捏 3 下向上提 1 次，在中医里叫"捏三提一"，目的在于加大刺激量，激发阳气。除激发阳气外，这种方法对脾胃也就是人体消化系统也有保健作用。

4. 阴虚质

太溪、三阴交和照海是常用的补阴穴位，自行按摩这三个穴位可以滋养阴液，改善阴虚体质。按摩该穴有滋补肾阴的作用，适合阴虚体质偏于肾阴虚的人。按揉太溪穴，一年四季都可以，春秋季节天气干燥的时候按揉的时间应该长一些，夏季可以时间短一些，冬季每天每穴按揉 5 分钟就行了。但无论什么季节，最好在晚上 9：00 ～ 11：00 按揉，因为这个时间身体的阴气较旺。按摩三阴交穴主要适用于阴虚体质，偏于肺阴虚和脾阴虚者。是肝、脾、肾三经的交会穴，补三经之阴。每天按摩两次，每次 5 ～ 6 分钟。按摩照海穴适用于阴虚体质偏于肾阴虚者。按摩这个穴位的时候，闭口不能说话，感到嘴里有津液出现，一定要慢慢咽下，一般来说，点揉 3 ～ 5 分钟后，就会感觉到喉咙里有津液出现，疼痛也会随之缓解。

5. 痰湿质

常用化痰祛湿的穴位是丰隆、中脘、足三里、阴陵泉。丰隆穴可以用拇指或中指端按揉，一般每天 2 次，每次 3 分钟。只要是痰湿体质者都可以选择这个穴位。中脘穴可以用揉中脘法，用指端或掌根在穴上揉 2 ～ 5 分钟；或者用摩中脘法，用掌心或四指按摩中脘 5 ～ 10 分钟。特别适用于痰湿体质偏痰湿困脾者。同样，足三里是一个调理脾胃，促进脾胃运化的穴位，而且还是一个减肥的穴位。阴陵泉穴可健脾除湿。每天都用手指按揉该穴，时间不拘，但要保证每天 10 分钟以上。

6. 湿热质

具有清热利湿作用的常用穴位是肺俞、八髎、中脘、足三里、阴陵泉。湿热体质偏于湿热内蕴，表现为痤疮、口臭者，可以选用肺俞穴。肺俞这个穴位对清肺经湿热疗效显著。操作时，用食指、中指二指端在穴位上按揉15～30次，用两手大拇指指腹自肺俞穴沿肩胛骨后缘向下分推30～50次。八髎穴有清热利湿的作用，可每天按摩2次，每次15分钟。对于湿热体质偏于湿热下注的人比较适合。中脘、足三里可以和胃健脾，促进脾胃运化水湿；阴陵泉是脾经的合穴，也可以健脾除湿。这三个穴位也都比较适合湿热体质的青少年进行按摩。

7. 血瘀质

具有活血化瘀作用的常用穴位是神阙、膈俞、肝俞、太冲、三阴交、委中、曲池。经常对神阙穴进行按揉，对于恢复心肺功能很有帮助。神阙穴可以用揉转法，每晚睡前空腹，将双手搓热，双手左下右上叠放于肚脐，顺时针揉转，每次10分钟；还可以用聚气法端坐，放松，微闭眼，用右手对着神阙空转，意念将宇宙中的真气能量向脐中聚集，以感觉温热为度。对于血瘀体质偏于气滞血瘀的人就可以选择用太冲穴进行按摩，每天按摩2次，每次按摩15分钟。血瘀体质偏于瘀血阻滞在下焦的人，经常按摩三阴交，也会收到意想不到的效果。为了活血化瘀，血瘀体质的人还可选择用三棱针点刺放血，但这种方法需要在医生的指导下选用。

8. 气郁质

气郁体质者可选择按摩的穴位包括：任脉上的膻中、中脘、神阙、气海；心包经上的内关、间使；肝经上的曲泉、期门；胆经上的日月、阳陵泉；膀胱经上的肺俞、肝俞，还有肾经上的涌泉穴等。气海穴特别适合气郁体质偏于气机郁滞在上焦的人使用。气郁体质偏于气机郁滞在中焦的，可以选用阳陵泉这个穴位。对于气机不畅的胸胁胀痛最为适宜。我们可以每天按摩、拨动阳陵泉3次，每次15分钟，或用艾条灸10～20分钟。若同时配合敲胆经，点肝经的太冲、曲泉穴，则疏肝理气的效果更好。按摩涌泉穴，改善血液循环，使气机郁滞的状况得到有效的缓解。涌泉穴在肾经上，为全身腧穴的最下部，乃是肾经的首穴，所以适合气郁体质偏于气机郁滞在下焦的。

9.特禀质

有过敏性鼻炎的青少年可以揉迎香、鼻通、印堂穴，捏鼻、擦鼻翼各1～2分钟，每日早晚各1次。也可以做鼻保健操，效果很好，具体操作是按揉睛明、太阳穴各1分钟。

合理运用外治法进行保健或治疗疾病，青少年才能更加茁壮成长。

以上是不同时期儿童的调体方法，家长可以根据孩子的体质类型进行个性化保健，使青少年的身体健康和心理健康齐头并进，从容应对成长道路上的各种障碍。

第三篇
生病了也要关注的
体质养护

一、胎怯

小倩的孩子出生了，全家人都沉浸在开心的气氛当中，但小倩发现孩子"短短的""瘦瘦的"，脸上身上都没有"二两"肉，也不爱哭，也不喜欢吮乳，整个人都"软软的"，一直在睡觉。小倩很担心，拉着老公就找到了当地一位有名的中医儿科医生那里就诊。医生看了看孩子，告诉小倩，孩子得了胎怯。小倩一脸茫然，她从未听过胎怯这种病。在医生的细心讲解下，她拨开了胎怯的"迷雾"。

Q30: 什么是胎怯?

胎怯是中医病名，是指新生儿出生时体重低下（体重一般低于 2500g），身材矮小（身长少于 46cm），脏腑形气均未充实的一种病证，又称"胎弱"。临床常表现为新生儿出生时形体短小，肌肉削薄，面色无华，精神萎弱，气弱声低，吮吸无力，筋迟肢软。根据胎龄长短，临床分为早产儿（胎龄小于37 周的新生儿）和足月儿（胎龄 ≥ 37 周且 < 42 周的新生儿），胎怯以低出生体重儿（指出生后 1 小时内体重 < 2500g 的新生儿，其中大多数为早产儿，少数为足月儿）多见。

Q31: 中医学认为胎怯是什么原因引起的?

中医学认为，胎怯多因先天不足、肾脾两虚所致。其病变脏腑主要在肾与脾；发病机理为化源未充，濡养不足，肾脾两虚。

1. 胎儿先天肾精不足

《黄帝内经》提及："人之始生……以母为基，以父为楯。"《幼科发挥·胎疾》言："夫男女之生，受气于父，成形于母。故父母强者，生子亦强；父母弱者，生子亦弱。"肾藏精，是人体生命活动的物质基础，其中先天之精受之于父母，既是生命之源，又是生长发育之本。若父母身体强壮，肾精充足，精神愉悦，精力充沛，则生下来的胎儿亦肾精充足、健康强壮；若父母气血亏虚，肾精不足，精神不振，则可以影响胚胎的形成与成长，而产生胎怯。

2. 胎儿肾脾两虚

肾为先天之本，脾为后天之本，先天之精需赖后天之精不断滋养才能得以充实，后天之精须先天之精蒸化而吸收和转输。若胎儿成胎之际肾精不充，胎中脾胃未能充盛而形小气弱。出生之后，肾精薄无以助脾胃之生化，脾气虚无以运乳食之精微。先后天脾肾两虚，则各脏腑无以滋生化育，其形态、功能均不成熟，五脏禀气未充，全身失于濡养。如肺气不足，则皮薄怯寒，毛发不生；心气不足，则血不华色，面无光彩；肝气不足，则筋不束骨，关节不利；脾气不足，则肌肉不生，手足如削；肾气不足，则骨节软弱，身形矮小。

3. 孕母脾胃虚弱

《胎产心法·胎不长养过期不产并枯胎论》言："胎之能长而旺者，全赖母之脾土输气于子。凡长养万物莫不由土，故胎之生发虽主乎肾肝，而长养实关乎脾土。"胎儿在母体生长发育，除以肾精为物质基础外，还需不断摄取来自母体的营养，若其母孕期脾胃失调，不能充分吸收水谷精微化生气血以充养胎儿先天肾精，或胎盘功能不全使胎儿禀受怯弱，均可致胎萎不长形成胎怯。

Q32: 胎怯的易发体质是什么？

不同体质类型的特殊性往往导致对特殊疾病的易感性，体质状态是预测疾病发展、转归、预后的重要依据，偏颇体质是其相关疾病发生的主要生物学基础，胎怯的发生多与气虚体质、阳虚体质有关。

Q33: 中医如何调治小儿胎怯?

1. 中药内治法

（1）肾精薄弱，元阳未充 证候：体短形瘦，头大囟张，头发稀黄，耳壳软，哭声低微，肌肤不温，指甲软短，骨弱肢弱，或有先天性缺损畸形，指纹淡。此为肾精薄弱，元阳未充之证。盖因肾主生长，主骨，开窍于耳，其华在发，故本证在形体、肢体、骨骼、耳郭等方面不足之象明显。治宜益精填髓，补肾温阳；方选补肾地黄丸加减。方中熟地黄滋阴补肾，填精益髓；山茱萸补养肝肾；鹿茸补肾填髓，以充先天不足；茯苓、山药补气健脾，养后天而滋先天。诸药配伍合用，有以先天促后天、以后天补先天之意，使气旺血足，精亦足。若不思乳食，加麦芽、谷芽、砂仁醒脾助运；若肢体不温，可加附子温阳；若唇甲青紫，加红花、川芎活血通络。

（2）脾肾两虚 证候：啼哭无力，多卧少动，皮肤干皱，肌肉瘠薄，四肢不温，吮乳乏力，呛乳溢乳，哽气多秒，腹胀泄泻，甚则水肿，指纹淡。此为脾肾两虚之证。盖因脾主肌肉四肢，开窍于口，故本证的肌肉瘠薄、脾胃运化升降功能失调之象明显。治宜健脾益肾，温运脾阳；方选保元汤加减。方中人参甘温，补益脾胃之气；黄芪补气健脾；少量肉桂温暖下元，鼓舞气血生长；甘草益气健脾，合人参、黄芪增强益气补中之力。若呕吐，可加半夏、生姜和胃降逆；若泄泻，可加苍术、山药健脾燥湿；若腹胀，可加木香、枳壳理气消滞；若喉中痰多，可加半夏、川贝母化痰。

2. 针灸疗法

（1）肾精薄弱，元阳未充 若见肾精薄弱，元阳未充之证，以足少阴、任脉、督脉经穴及相应的背俞穴为主，可选用肾俞、关元、气海、三阴交、足三里等穴滋肾充髓，培补元气。肾俞为肾之背俞穴，可滋肾益精，培元壮阳；关元为足三阴经、任脉之交会穴，为人身元阴元阳关藏之处，可培元固本，补肾益精；气海、足三里培补后天，以养先天，益精气生化之源；三阴交为足三阴经之交会穴，可益脾胃、补肝肾。

（2）脾肾两虚　若见脾肾两虚之证，以足太阴、足少阴及相应背俞穴为主，可选用足三里、三阴交、阴陵泉、肾俞等穴健脾益肾。足三里为足阳明胃经合穴，胃之下合穴，可健脾和胃，扶正培元；三阴交为脾经腧穴，足三阴经交会穴，可健脾胃，益肝肾；阴陵泉为脾经合穴，健脾理气，益肾养精；肾俞为肾之背俞穴，补肾益精要穴。

3. 推拿疗法

（1）肾精薄弱，元阳未充　若见肾精薄弱，元阳未充之证，可补肾经 10 分钟，揉二马 5 分钟，补脾经 5 分钟，推上三关 2 分钟，揉小天心 3 分钟，捏脊（捏三次，提三次），逆运内八卦 3 分钟，清四横纹 2 分钟。有滋肾充髓的功效。

（2）脾肾两虚　若见脾肾两虚之证，可补脾经 8 分钟，推上三关 2 分钟，清板门 5 分钟，补肾经 5 分钟，揉大椎 2 分钟，捏脊，逆运内八卦 3 分钟，清四横纹 2 分钟，按揉百会穴 4 次，拿肩井 4 次。有健脾益肾的功效。

Q34: 如何预防小儿胎怯?

体质是个体生命过程中，在先天禀赋和后天获得的基础上表现出的形态结构、生理功能及心理状态方面综合的、相对稳定的特质。胎怯儿的体质形成多与先天禀赋（父母体质）有关，正如《黄帝内经》所言"人之始生……以母为基，以父为楯"。故预防小儿胎怯，应从调理父母偏颇体质入手。

1. 气虚体质

（1）调体原则及要点　气虚体质者的调体原则为培补元气，补气健脾。

调理体质时要把握补气药的剂量，徐徐图之，防补之太过，气有余化火；补气时需加些理气之品，防壅滞气机；补气时也需防虚中夹实（邪），若有实邪在内，需祛除实邪之后再进行调理。

（2）常用调体方药　气虚体质常用的调体方有四君子汤、补中益气汤等。常用药物有党参、黄芪、白术、茯苓、甘草、陈皮、大枣等。因"气之根在肾"，在调体时可酌加菟丝子、五味子、枸杞子等益肾填精，再加紫河车、燕窝等血肉有情之品，充养身中形质，气味同补。若偏肺气虚者，可选用玉屏风散而重用黄芪，酌加益肾气之淫羊藿、熟地黄等。

（3）经络调养　气虚体质者可选用中脘、神阙、足三里等穴调理气血体质，每日按压各穴 20 分钟，可补气健脾。

（4）生活方式干预

①精神调摄：气虚体质者应培养豁达乐观的生活态度，不可过度劳神，避免过度紧张，保持稳定平和的心态。脾为气血生化之源，思则气结，过思伤脾；肺主一身之气，悲则气消，悲忧伤肺。故气虚体质者不宜过思过悲。

②饮食养生：脾主运化，为气血生化之源。气虚体质者的饮食调养可选用具有健脾益气作用的药物食用，如小米、粳米、扁豆、猪肚、黄鱼、菜花、胡萝卜、香菇、山药等，而生萝卜、空心菜等有耗气之弊的蔬菜应尽量少吃。由于气虚体质者多有脾胃虚弱，因此饮食不宜过于滋腻，宜吃一些营养丰富且易于消化的食物，并且要少吃多餐，避免给本已虚弱的脏腑太大压力。

③起居调护：气虚体质者卫阳不足，易于感受外邪，应注意保暖，不要劳汗当风，防止外邪侵袭。脾主四肢，故可微动四肢，以流通气血，促进脾胃运化。劳则气耗，气虚体质者应该注意不可过于劳作，以免更伤正气。

④运动锻炼：气虚体质者不宜进行强体力运动，应选择适当的运动量，循序渐进，持之以恒。锻炼宜采用低强度、多次数的运动方式，适当地增加锻炼次数，而减少每次锻炼的总负荷量，控制好运动时间，循序渐进地进行。不宜做大负荷运动和大出汗的运动，忌用猛力和做长久憋气的动作，以免耗

伤元气。可选择气功、太极拳、慢跑、健步走等进行锻炼。

2. 阳虚体质

（1）调体原则及要点　阳虚体质者的调体原则为补肾温阳，益火之源。调理体质时不仅需用温阳之药，亦需佐以养阴之药，因阳得阴助而生化无穷；用药调体时也应兼顾脾胃，因脾胃健运，气血化源不绝，可以养后天而以济先天。

（2）常用调体方药　常用调体方有金匮肾气丸、右归丸、斑龙丸、还少丹等。常用药物有熟地黄、山药、山茱萸、枸杞子、菟丝子、杜仲、鹿角胶、附子、肉桂等。

（3）经络调养　阳虚体质者调理体质时可以选用中极、气海、关元、神阙等穴位，这些穴位有很好的温阳作用，可以在三伏天或三九天，选择1～2个穴位用艾条温灸，每次灸到皮肤发红热烫，但是又能忍受为度。如果有胃寒的话，还可以选用中脘穴，方法如上。

（4）生活方式干预

①精神调摄：阳虚体质者常常情绪不佳，惧怕与外界交往，或无缘无故觉得内心悲伤，应自觉调整自己的情绪，和喜怒，去忧悲，防惊恐。要善于自我排遣或向他人倾诉，宽宏大量，以愉悦解悲哀。应多参加团体活动，以改变心境，提高心理素质。

②饮食养生：肾阳为一身阳气之本。阳虚体质者宜适当多吃温补脾肾阳气为主的食物。常用的食物可选用羊肉、狗肉、刀豆、核桃、栗子、韭菜、茴香等，平时应少食生冷黏腻之品，即使在盛夏也不要过食寒凉之品。适当调整烹调方式，最好选择焖、蒸、炖、煮的烹调方式。

③起居调护：阳虚体质者适应气候的能力差，耐春夏不耐秋冬，秋冬季节要适当暖衣温食以养护阳气，尤其要注意腰部和下肢保暖。应注意采集自然界阳气来培补自身阳气，适宜居住坐北朝南的房子，不宜在室外露宿，或在温差变化大的地方睡眠。夏季暑热多汗，也易导致阳气外泄，要避免夏季在外强力劳作，使大汗伤阳，也不可随意贪凉饮冷。在阳光充足的情况下适

当进行户外活动，不可在阴暗潮湿寒冷的环境下长期工作和生活。

④运动锻炼：阳虚体质者锻炼时应注意保暖避寒。应选择暖和的天气进行户外运动，不宜在阴冷天气或潮湿之处锻炼身体，如水中游泳易受寒湿，一般不适宜。锻炼时间最好选择春夏季节的上午，其他时间锻炼应在室内进行。运动量不能过大，尤其注意不可大量出汗，以防汗出伤阳。可以选择五禽戏中的虎戏、道家的卧功、短跑、跳绳等进行锻炼。

二、硬肿症（新生儿硬肿症）

丽丽的孩子出生了，全家人都沉浸在开心的气氛当中，但丽丽发现孩子全身"冰冰的"，即使捂很紧也不热，屁股"硬硬的""红红的"，拿手一捏，很难捏起来，哭声也很小，轻轻拍他，也没啥反应。丽丽很担心，拉着老公就找到了当地一位有名的中医儿科医生那里就诊。医生看了看孩子，告诉丽丽，孩子得了硬肿症。丽丽一脸茫然，她从未听过硬肿症这种病。在医生的细心讲解下，她拨开了硬肿症的"迷雾"。

Q35：什么是硬肿症？

硬肿症是新生儿时期特有的一种严重疾病，是由多种原因引起的局部甚至全身皮肤和皮下脂肪硬化及水肿，常伴有低体温及多器官功能低下的综合征。其中只硬不肿者，称新生儿皮脂硬化症；由于受寒所致者，亦称新生儿寒冷损伤综合征。本病与古代医籍中的"胎寒""五硬"相似，西医学称为新生儿硬肿症。硬肿症在寒冷的冬春季节多见，若由于早产或感染所引起，夏季亦可发病,不同季节发生的硬肿症,临床证候有所不同。硬肿症多发生在出生后 7 ~ 10 天的新生儿,以胎怯儿多见。新生儿由于受寒、早产、感染、窒息等原因都可引起发病。本病重症预后较差,病变过程中可并发肺炎和败血症,严重者常合并肺出血等而引起死亡。

Q36: 中医学认为硬肿症是什么原因引起的?

中医学认为,先天禀赋不足、阳气虚弱为本病发展的内因;小儿护养保暖不当,复感寒邪,或感受他病,气血运行失常,为发病之外因(亦有部分患儿由于感受温热之邪而发病)。本病的病变脏腑在脾肾;阳气虚衰,寒凝血涩是本病的主要病机。

1. 寒凝血涩

隋代医家巢元方在《诸病源候论·胎寒候》中指出:"小儿在胎时,其母将养取冷过度,冷气入胞,伤儿肠胃。"寒为阴邪,最易伤人阳气。先天禀赋不足的新生儿,或先天中寒,或后天感寒,寒邪直中脏腑,伤脾肾之阳;或者生后感受他病,阳气受损,致寒邪凝滞。寒凝则气滞,气滞则血凝血瘀,产生肌肤硬肿。寒侵腠理,肺气失宣,肌肤失调,皮肤硬肿加重。

2. 阳气虚衰

明代医家薛铠在《保婴撮要·五硬》中言:"五硬者,仰头取气,难以动摇,气壅作痛,连于胸膈,脚手心冷而硬,此阳气不营于四末也。经曰:脾主四肢。又曰:脾主诸阴。今手足冷而硬者,独阴无阳也,故难治。"新生儿由于先天禀赋不足,阳气虚弱,阳气虚衰则不能温煦皮肤,营于四末,故身冷肢厥。阳虚则内寒,寒凝则气滞血瘀,致肌肤僵硬,肤色紫暗。

3. 毒热内蕴

清代医家王清任《医林改错·膈下逐瘀汤所治之症目》云:"血受寒则凝结成块,血受热则煎熬成块。"有少数患儿因感受温热之邪,毒热蕴结,耗气伤津，阴液不足，血脉不充，血受煎熬，运行涩滞，气血流行不畅，亦可致肌肤硬肿。

Q37：硬肿症的易发体质是什么？

体质是疾病发生发展的土壤，偏颇体质决定了对疾病的易感性，硬肿症的发生多与阳虚体质、血瘀体质有关。

Q38：中医如何调治小儿硬肿症？

1. 中药内治法

（1）寒凝血涩　证候：全身欠温，四肢发凉，反应尚可，哭声较低，肌肤硬肿，难以捏起，硬肿多局限于臀、小腿、臂、面颊等部位，色暗红，青紫，或红肿如冻伤，指纹红滞。此为寒凝血涩之证。多因体弱小儿中寒而致，先天不足，阳气薄弱，复感外寒，表现以全身寒冷、气滞血瘀为主，其硬肿部位较为局限。治宜温经散寒，活血通络；方选用当归四逆汤加减。方中当归甘温，养血和血；桂枝辛温，温经散寒，温通血脉；细辛温经散寒，助桂枝温通血脉；白芍养血和营，助当归补益营血；通草通经脉，以畅血行；大枣、甘草益气健脾养血。若硬肿严重，加郁金、鸡血藤活血化瘀；若冷象严重，加制附子、干姜温阳散寒。

（2）阳气虚衰　证候：全身冰冷，僵卧少动，反应极差，气息微弱，哭声低怯，吸吮困难，面色苍白，肌肤板硬而肿，范围波及全身，皮肤暗红，尿少或无，唇舌色淡，指纹淡红不显。此为阳气虚衰之证。多发生于早产儿、低出生体重儿，其以血脉瘀滞、硬肿范围大、全身症状重为主要特征。治宜益气温阳，通经活血；方选参附汤加味。方中人参甘温大补元气；附子大辛大热，温壮元阳。二药相配，共奏回阳固脱之功。正如《删补名医方论》言：

"补后天之气无如人参，补先天之气无如附子，此参附汤之所由立也……二药相须，用之得当，则能瞬息化气于乌有之乡，顷刻生阳于命门之内，方之最神捷者也。"若口吐白沫，呼吸不匀，加僵蚕、石菖蒲、胆南星开窍化痰；若血瘀明显者，加桃仁、红花、赤芍活血化瘀；若小便不利者，加茯苓、猪苓利水消肿。

2. 推拿疗法

（1）寒凝血涩　若见寒凝血涩之证，可揉小天心 3 分钟，补脾经 3 分钟，推上三关 2 分钟，补肾经 3 分钟，揉二马 1 分钟，揉乙窝风 3 分钟，揉外劳宫 2 分钟。有温经散寒、活血通络的功效。

（2）阳气虚衰　若见阳气虚衰之证，可补脾经 5 分钟，推上三关 2 分钟，揉小天心 3 分钟，揉乙窝风 3 分钟，拿列缺 3 次，清板门 3 分钟，分阴阳（阳重）2 分钟，揉外劳宫 3 分钟，清天河水 1 分钟，补肾经 3 分钟，揉二马 1 分钟。有益气温阳、活血通络的功效。

Q39: 如何预防小儿硬肿症？

体质是在先天禀赋和后天获得的基础上形成的，小儿的体质形成多与先天禀赋（父母体质）有关，故预防小儿硬肿症，应从调理父母偏颇体质入手。

1. 阳虚体质

（1）调体原则及要点　阳虚体质者的调体原则为补肾温阳，益火之源。调理体质时不仅需用温阳之药，亦需佐以养阴之药，因阳得阴助而生化无穷；用药调体时也应兼顾脾胃，因脾胃健运，气血化源不绝，可以养后天而以济先天。

（2）常用调体方药　常用调体方有金匮肾气丸、右归丸、斑龙丸、还少丹等。常用药物有熟地黄、山药、山茱萸、枸杞子、菟丝子、杜仲、鹿角胶、附子、肉桂等。

（3）经络调养　阳虚体质者调理体质时可以选用中极、气海、关元、神阙等穴位进行艾灸，这些穴位有很好的温阳作用。

（4）生活方式干预

①精神调摄：阳虚体质者应自觉调整自己的情绪，善于自我排遣或向他人倾诉，多参加团体活动，以改变心境，提高心理素质。

②饮食养生：阳虚体质者宜适当多吃温补脾肾阳气为主的食物，平时应少食生冷黏腻之品，即使在盛夏也不要过食寒凉之品。推荐食谱有生姜羊肉汤（羊肉 500g，生姜 60g）、栗子炖鹌鹑（板栗 200g，鹌鹑 300g，大枣 2 枚）、山药薏米芡实粥（薏米 300g，山药 100g，芡实 50g）。

③起居调护：阳虚体质者耐春夏不耐秋冬，秋冬季节要适当暖衣温食以养护阳气，尤其要注意腰部和下肢保暖。不宜在室外露宿，或在温差变化大的地方睡眠。要避免夏季在外强力劳作，使大汗伤阳，也不可随意贪凉饮冷。在阳光充足的情况下适当进行户外活动，不可在阴暗潮湿寒冷的环境下长期工作和生活。

④运动锻炼：阳虚体质者锻炼时应注意保暖避寒。应选择暖和的天气进行户外运动，不宜在阴冷天气或潮湿之处锻炼身体，如水中游泳易受寒湿，一般不适宜。锻炼时间最好选择春夏天的上午，其他时间锻炼应在室内进行。运动量不能过大，尤其注意不可大量出汗，以防汗出伤阳。可以选择五禽戏中的虎戏、道家的卧功、短跑、跳绳等进行锻炼。

2. 血瘀体质

（1）调体原则及要点　血瘀体质者的调体原则为活血祛瘀，疏利通络。调体时需加养阴之药，由于津血同源，津沽则血燥，体内津液不足，"干血"内留，亦是血瘀质的成因之一；需加理气之药，气滞则血瘀，气行则血畅。

（2）常用调体方药　常用调体方有桃红四物汤、血府逐瘀汤等。常用药物有桃仁、红花、生地黄、赤芍、当归、川芎、牡丹皮、茜草、丹参等。

（3）经络调养　血瘀体质者可选用神阙、肝俞、委中等穴调理血瘀体质，每日按压各穴 20 分钟，有很好的活血化瘀通络之效。

（4）生活方式干预

①精神调摄：血瘀体质者要培养乐观、开朗的性格与情绪，因精神愉悦有利于气血的运行，反之，苦闷、忧郁则会加重血瘀倾向。应该多参加集体活动、娱乐活动，作息时间也要有规律，保证充足的睡眠。

②饮食养生：血瘀体质者要选用具有活血化瘀功效的食物，如山楂、油菜、番木瓜、茄子、玫瑰花等。非饮酒禁忌者，可适量饮用葡萄酒，对促进血液循环，帮助活血化瘀有益。凡是具有阻碍血液运行作用的食物都应忌食，如乌梅、柿子、李子、石榴、花生米等；高脂肪、高胆固醇的食物也不可多食，如蛋黄、奶酪等。

③起居调护：血瘀体质者要避免寒冷刺激。日常生活中应注意动静结合，不可贪图安逸，加重气血瘀滞。

④运动锻炼：血瘀体质者的经络气血运行不畅，通过运动可使全身经络、气血通畅，五脏六腑调和。应多选择一些有益于促进气血运行的运动项目，坚持经常性的锻炼，如易筋经、保健功、导引、按摩、太极拳、太极剑、五禽戏，以及各种舞蹈、步行健身法、徒手健身操等，达到改善体质的目的。保健按摩可使经络畅通，达到缓解疼痛、稳定情绪、增强人体功能、改善睡眠、增加食欲的作用；并通过整体调节，促使人体的各种器官相互协调，使阴阳得以平衡，达到健身长寿的目的。血瘀体质者心血管功能较弱，不宜做大强度、大负荷的体育锻炼，而应该采用中小负荷、多次数的锻炼。步行健身法能够促进全身气血运行，振奋阳气。

三、胎黄（新生儿黄疸）

小红的孩子出生了，全家人都沉浸在开心的气氛当中。但小红发现孩子面目"黄黄"的，尿也"黄黄"的，每天哭声很大，但不怎么爱吮乳。小红很担心，但隔壁邻居倩姐告诉她，这是新生儿的正常现象，过两天症状就会消失。两天过去了，小红发现孩子的症状不但没有消失，反而更严重了，小红很担心，拉着老公就找到了当地一位有名的中医儿科医生那里就诊。医生看了看孩子，告诉小红，孩子得了胎黄。小红跟医生说了倩姐的话，医生笑了笑，告诉小红，的确有些新生儿的胎黄会自然消退。在医生的细心讲解下，她拨开了胎黄的"迷雾"。

Q40: 什么是胎黄?

胎黄，是指以婴儿出生后皮肤面目出现黄疸为特征的一种病证，因与胎禀因素有关，故称为"胎黄"或"胎疸"。西医学称胎黄为新生儿黄疸，包括新生儿生理性黄疸和新生儿病理性黄疸两种。新生儿生理性黄疸大多在出生后2～3天出现，4～6天达高峰，10～14天消退，早产儿持续时间较长；除有轻微食欲不振外，一般无其他临床症状。若新生儿出生后24小时内即出现黄疸，3周后仍不消退，甚或持续加深，或消退后复现，或足月儿血清总胆红素超过221μmol/L（12.9mg/dL），早产儿超过256.5μmol/L（15mg/dL），均为新生儿病理性黄疸。

Q41: 中医学认为胎黄是什么原因引起的?

中医学认为,胎黄主要是由于胎禀湿蕴,如湿热郁蒸、寒湿阻滞,久则气滞血瘀所致。其病变脏腑在肝胆、脾胃;其发病机理主要为脾胃湿热或寒湿内蕴,肝失疏泄,胆汁外溢而致发黄,日久则气滞血瘀。

1. 湿热郁蒸

隋代医家巢元方在《诸病源候论·胎疸候》中说道:"小儿在胎,其母脏气有热,熏蒸于胎,至生下小儿体皆黄,谓之胎疸也。"《小儿卫生总微论方·黄疸论》也记载:"有自生下,面身深黄者,此胎疸也。因母脏气有热,熏蒸子胎故也。"以上医家认为新生儿病理性黄疸是由于孕母体内一直有湿邪或者含有湿热之毒,在孕育过程中将其遗留给胎儿;或者在胎儿生产的时候,在出生之后,婴儿感受湿热邪毒所致。

2. 寒湿阻滞

清代医家叶天士在《临证指南医案·疸》中言:"阴黄之作,湿从寒水,脾阳不能化热,胆液为湿所阻,渍于脾,浸淫肌肉,溢于皮肤,色如熏黄。阴主晦,治在脾。"他指出若孕母气血亏虚,正气不足,可以导致胎儿先天禀赋不足。脾主运化,其可运化水谷精微和水液。胎儿先天禀赋不足,脾阳虚弱,脾的运化功能受到影响,不能运化水湿,导致湿浊内生;或者胎儿出生后被湿邪侵入机体,湿从寒化,寒湿阻滞而发为胎黄。

3. 气血瘀滞

清代医家张璐在《张氏医通·黄瘅》中提及:"诸黄虽多湿热,然经脉久病,不无瘀血阻滞也。"又曰:"瘀血发黄,大便必黑,腹胁有块或胀。"其言部分小儿因为先天禀赋不足,脉络阻滞,或湿热蕴结肝胆日久,肝主疏泄,湿热阻滞则疏泄功能失常,气血不通,可致气滞血瘀、脉络瘀积而发为黄疸。

Q42: 胎黄的易发体质是什么?

不同体质类型的特殊性往往导致对特殊疾病的易感性,体质状态是预测疾病发展、转归、预后的重要依据,偏颇体质是其相关疾病发生的主要生物学基础,胎黄的发生多与阳虚体质、痰湿体质、湿热体质、气郁体质有关。

Q43: 中医如何调治小儿胎黄?

1. 中药内治法

(1)湿热郁蒸 证候:面目皮肤发黄,色泽鲜明如橘,哭声响亮,不欲吮乳,口渴唇干,或有发热,大便秘结,小便深黄,舌质红,苔黄腻。此为湿热郁蒸之证。多因湿热蕴阻脾胃,肝胆疏泄失常而发病。其起病急,全身症状及舌象均表现为湿热壅盛之象。治宜清热利湿,方选茵陈蒿汤加减。方中茵陈善清热利湿,为治黄疸要药;栀子清热降火,通利三焦,助茵陈引湿热从小便而去;大黄泄热逐瘀,通利大便,导瘀热从大便而下。若热象严重,加虎杖、龙胆草清热泻火;若湿象严重,加猪苓、茯苓、滑石渗湿利水;若呕吐,加半夏、竹茹和中止呕;若腹胀,加厚朴、枳实行气消痞。

(2)寒湿阻滞 证候:面目皮肤发黄,色泽晦暗,持久不退,精神萎靡,四肢欠温,不思饮食,大便稀溏色灰白,小便短少,舌质淡,苔白腻。此为寒湿阻滞之证。多由孕母体弱多病,气血亏虚,胎儿禀赋不足所致。其起病缓,病程长,预后较差,虚寒之象明显。治宜温中化湿,方选茵陈理中汤加减。方中茵陈利湿退黄;干姜温运中焦,以散寒邪;人参补气健脾,协助干姜以振奋脾阳;白术健脾燥湿,以促进脾阳健运;炙甘草调和诸药,而兼补脾和中。若湿象严重,加薏苡仁、泽泻利湿;若寒象严重,加桂枝、附子温阳散寒;若肝脾肿大,脉络瘀阻,加川芎、赤芍、莪术活血化瘀;若食少纳呆,加神曲、砂仁行气醒脾。

（3）气滞血瘀　若见面目皮肤发黄，颜色逐渐加深，晦暗无华，右胁下痞块质硬，肚腹膨胀，青筋显露，或见瘀斑、衄血，唇色暗红，舌见瘀斑，苔黄，此为气滞血瘀之证。治宜活血行气，化瘀消积；方选血府逐瘀汤加减。方中桃仁破血行滞而润燥，红花活血祛瘀以止痛；赤芍、川芎助桃仁、红花活血祛瘀；牛膝活血通经，祛瘀止痛，引血下行；生地黄、当归养血益阴；桔梗、枳壳一升一降，宽胸行气；柴胡疏肝解郁，升达清阳，与桔梗、枳壳同用，尤善理气行滞，使气行则血行；甘草调和诸药。合而用之，使气行血活瘀化，则诸症自除。若大便干结，加大黄破积通腑；若皮肤有瘀斑、便血，加牡丹皮、仙鹤草活血止血；若腹胀，加木香、香橼理气化滞；若胁下痞块硬，加水蛭活血化瘀。

2. 针灸疗法

（1）湿热郁蒸　若见湿热郁蒸之证，以足少阳、足厥阴经穴及相应背俞穴为主，可选胆俞、阳陵泉、阴陵泉、太冲、内庭等穴清化湿热，疏泄肝胆。阴陵泉为脾经合穴，能化湿健脾；胆之背俞穴胆俞，能清热利湿退黄；阳陵泉配太冲，可疏泄肝胆；足阳明荥穴内庭，清泄脾胃湿热之邪。诸穴相配，热退湿除，肝疏胆利，胆汁循于肠道。若胸闷呕吐，可加内关、公孙；若腹胀便秘，可加天枢、大肠俞；若热象严重，可加大椎；若急黄神昏，可加水沟、中冲、少冲。

（2）寒湿阻滞　若见寒湿阻滞之证，以足少阴、足阳明经穴及相应背俞穴为主，可选胆俞、脾俞、中脘、阴陵泉、足三里、三阴交等穴温化寒湿，健脾利胆。胆俞为胆之背俞穴，通利胆腑；脾俞为脾之背俞穴，配合脾经合穴阴陵泉以温化脾湿；中脘为六腑之会，配合胃经合穴足三里，健脾胃而化湿邪；三阴交导湿下行，以促运化。如腹胀便秘或便溏，可加天枢、大肠俞；若瘀血内阻，可加血海、膈俞；若神疲畏寒，可加命门、气海。

3. 推拿疗法

（1）湿热郁蒸　若见湿热郁蒸之证，可揉小天心3分钟，分阴或分阴阳

（阴重）1分钟，清板门3分钟，补肾经4分钟，大清天河水3分钟，揉二马2分钟，平肝清肺3分钟，退六腑3分钟，逆运内八卦2分钟，清四横纹2分钟。有清热利湿、利胆退黄的功效。

（2）寒湿阻滞　若见寒湿阻滞之证，可补脾经5分钟，推三关2分钟，分阳或分阴阳（阳重）1分钟，补肾经5分钟，揉外劳宫3分钟，揉小天心3分钟，揉小横纹3分钟，逆运内八卦2分钟，清四横纹2分钟，揉二马2分钟，清天河水1分钟，摩腹揉脐1分钟或挤捏神阙。有温中化湿、健脾益气的功效。

Q44: 如何预防小儿胎黄？

体质是在先天禀赋和后天获得的基础上形成的，小儿的体质形成多与先天禀赋（父母体质）有关，故预防小儿胎黄，应从调理父母偏颇体质入手。

1. 阳虚体质

（1）调体原则及要点　阳虚体质者的调体原则为补肾温阳，益火之源。调理体质时不仅需用温阳之药，亦需佐以养阴之药，因阳得阴助而生化无穷；用药调体时也应兼顾脾胃，因脾胃健运，气血化源不绝，可以养后天而以济先天。

（2）常用调体方药　常用调体方有金匮肾气丸、右归丸、斑龙丸、还少丹等。常用药物有熟地黄、山药、山茱萸、枸杞子、菟丝子、杜仲、鹿角胶、附子、肉桂等。

（3）经络调养　阳虚体质者调理体质时可以选用中极、气海、关元、神阙等穴位进行艾灸，这些穴位有很好的温阳作用。

（4）生活方式干预

①精神调摄：阳虚体质者应自觉调整自己的情绪，善于自我排遣或向他人倾诉，多参加团体活动，以改变心境，提高心理素质。

②饮食养生：阳虚体质者宜适当多吃温补脾肾阳气为主的食物，平时应少食生冷黏腻之品，即使在盛夏也不要过食寒凉之品。推荐食谱有生姜羊肉汤（羊肉 500g，生姜 60g）、栗子炖鹌鹑（板栗 200g，鹌鹑 300g，大枣 2 枚）、山药薏米芡实粥（薏米 300g，山药 100g，芡实 50g）。

③起居调护：阳虚体质者耐春夏不耐秋冬，秋冬季节要适当暖衣温食以养护阳气，尤其要注意腰部和下肢保暖。不宜在室外露宿，或在温差变化大的地方睡眠。要避免夏季在外强力劳作，使大汗伤阳，也不可随意贪凉饮冷。在阳光充足的情况下适当进行户外活动，不可在阴暗潮湿寒冷的环境下长期工作和生活。

④运动锻炼：阳虚体质者锻炼时应注意保暖避寒。应选择暖和的天气进行户外运动，不宜在阴冷天气或潮湿之处锻炼身体，如水中游泳易受寒湿，一般不适宜。锻炼时间最好选择春夏季节的上午，其他时间锻炼应在室内进行。运动量不能过大，尤其注意不可大量出汗，以防汗出伤阳。可以选择五禽戏中的虎戏、道家的卧功、短跑、跳绳等进行锻炼。

2. 痰湿体质

（1）调体原则及要点　痰湿体质者的调体原则为健脾利湿，化痰泄浊。调理时不仅需用健脾利湿之药，还需配以温化通阳之品，盖湿为阴邪，其性黏滞，加温化通阳之品更易湿祛邪除；还需加以活血之品，痰湿黏滞，阻遏气机，常致血瘀，导致痰瘀互结，加活血之品不仅可使瘀化，且血行则湿自除；还需少用甘润之品，甘酸柔润之药亦能滞湿生痰。

（2）常用调体方药　常用调体方有化痰祛湿方（国医大师王琦院士经验方）、参苓白术散等，常用药物有党参、白术、茯苓、山药、扁豆、薏苡仁、砂仁、莲子肉、陈皮、紫苏子等。

（3）经络调养　痰湿体质者可选用中脘、水分、关元等穴位调理体质，有很好的温阳健脾利水之效。宜用艾条温灸，灸到皮肤发红发烫停止。

（4）生活方式干预

①精神调摄：痰湿体质者容易精神疲惫乏力，应适当增加社会活动、集体文娱活动，合理安排休闲、度假活动。另外，应培养广泛的兴趣爱好，多听轻松、开朗、优美的音乐，以舒畅情志，调畅气机，改善体质，增进健康。

②饮食养生：痰湿体质者应少吃肥肉及其他甜黏、油腻的食物，饮食宜清淡，应适当多摄取能够宣肺、健脾、益肾、化湿、通利三焦的食物，如冬瓜、荷叶、山楂、赤小豆等。痰湿体质者最忌暴饮暴食和进食速度过快，也不宜吃得过饱。

③起居调护：痰湿体质者的居住环境宜干燥，避免潮湿。在湿冷的气候条件下，要减少户外活动，避免受寒淋雨，避免在湿地久待久坐。嗜睡者应逐渐减少睡眠时间，多进行户外活动，享受日光浴，借助自然界之力宣通人体之阳气。衣着应宽松，面料以棉、麻、丝等透气散湿的天然纤维为主，这样有利于汗液蒸发，祛除体内湿气。

④运动锻炼：痰湿体质者，形体多肥胖，身重易倦，故应根据自己的具体情况循序渐进，长期坚持运动锻炼，如散步、慢跑、乒乓球、网球、游泳、武术，以及适合自己的各种舞蹈。痰湿体质者要加强机体物质代谢过程，应当做较长时间的有氧运动。运动时间应当在下午2：00～4：00阳气极盛之时，运动环境温暖宜人。对于体重超重，陆地运动能力差的人，可选择游泳锻炼。痰湿体质者一般体重较大，运动负荷强度较高的时候，要注意运动的节奏，循序渐进地进行锻炼，保障人身安全。

3.湿热体质

（1）调体原则及要点　湿热体质者的调体原则为分消湿浊，清泻伏火。调理体质时宜宣透化湿以散热，通利化湿以泄热，慎用辛温助火之品。

（2）常用调体方药　常用调体方有泻黄散、龙胆泻肝丸、甘露消毒丹等。常用药物有藿香、栀子、石膏、龙胆、茵陈、大黄、羌活、苦参、地骨皮等。若易生痤疮、肺热明显者，可选用枇杷清肺饮，药如枇杷叶、桑白皮、黄芩、麦冬等；若易生口疮，胃火较盛者，可选用清胃散加减，药如升麻、黄连、当归、生地黄、牡丹皮等；若夏日感受暑热者，可选用六一散加西瓜翠衣，解暑化湿以调体。

（3）经络调养　湿热体质者可选择肝俞、胃俞、三阴交等穴调理体质，可于每天中午 11：00，按揉肝俞、胃俞、三阴交各 20 分钟，有很好的健脾利湿散热之效。若湿热之象明显，可选背部膀胱经进行刮痧、拔罐、走罐。

（4）生活方式干预

①精神调摄：湿热体质者应防止七情太过，注意控制自己的情绪，学习和掌握一些释放不良情绪的科学方法来化解或释放不良情绪，学会正确对待喜与忧、苦与乐、顺与逆，保持稳定的心态。

②饮食养生：湿热体质者宜食用具有清热化湿的食物，如薏苡仁、莲子、茯苓、绿豆、圆白菜、黄瓜、苦瓜等；少吃羊肉、韭菜、姜、辣椒、胡椒等甘温之品，少吃火锅、烹炸的食物；禁忌辛烈燥热、大热大补的食物和饮品。

③起居调护：湿热体质者避免居住在低洼潮湿的地方，居住环境应干燥、清洁通风。不要长期熬夜，或过度疲劳。要保持二便通畅，防止湿热郁聚。湿热体质者特别容易皮肤感染，最好穿天然纤维、棉麻、丝绸等质地的衣物，不要穿紧身的内衣。注意个人卫生。要控制饮酒。

④运动锻炼：湿热体质者阳气偏盛，适合做大强度、大运动量的锻炼，以消耗体内多余的热量，排泄多余的水分，达到清热除湿的目的。可选择中长跑、游泳、爬山、各种球类、武术等运动项目。湿热体质者在运动时应当避开暑热环境，秋高气爽，登高而呼，有助于调理脾胃、清热化湿。湿热体质者运动锻炼时应注意舒展筋骨关节，增加身体的柔软度。因为筋骨关节僵硬、涩滞，不利于肝胆的疏泄，还会加重烦躁、紧张、焦虑等不良情绪。

4.气郁体质

（1）调体原则及要点　气郁体质者的调体原则为疏肝行气，开其郁结。调理体质时要注意用药法度，不宜过燥，以防伤阴，不宜峻猛，以防伤正；

要提倡情志相胜，气郁体质者多情志不畅，需重视精神调节。

（2）常用调体方药　常用调体方有逍遥散、柴胡疏肝散、越鞠丸等。常用药物有柴胡、陈皮、川芎、香附、枳壳、白芍、薄荷等。气郁体质者多兼血郁、痰郁、火郁、湿郁、食郁，血郁加丹参、桃仁，痰郁加半夏、竹茹，火郁加连翘、栀子，湿郁加苍术、厚朴，食郁加神曲、山楂。

（3）经络调养　气郁体质者可选用中脘、神阙、气海等穴调理气郁体质，每次按压穴位各20分钟。有行气通经之效。

（4）生活方式干预

①精神调摄：有不良情绪时应与亲人朋友多沟通，及时宣泄；多看轻松活泼的影视作品和书籍，多听轻松开朗的音乐；应培养乐观情绪，精神愉悦则气血和畅，营卫流通。

②饮食养生：气郁体质者应选用具有理气解郁、调理脾胃功能的食物，如大麦、荞麦、高粱、刀豆、柑橘、佛手、茴香、萝卜、菊花、玫瑰花、茉莉花、月季花等。气郁体质者可以少量饮酒，以畅通血脉、提高情绪，以葡萄酒最为适宜。另外，不可多食冰冷食品，如雪糕、冰激凌、冰冻饮料等。

③起居调护：气郁体质者要舒畅情志，宽松衣着，适当增加户外活动和社会交往，以放松身心、和畅气血，减少抑郁情绪。性格比较内向，精神常处于抑郁状态者，应敞开胸襟，开朗豁达；严以律己，宽以待人；处事随和，克服偏执。

④运动锻炼：气郁体质者是由于长期情志不畅、气机郁滞而形成，体育锻炼的目的是调理气机，舒畅情志。应尽量增加户外活动，可坚持较大量的运动锻炼。气郁体质者可以选择大强度、大负荷的运动方式，如跑步、登山、游泳、武术等，可鼓动气血，疏发肝气，促进食欲，改善睡眠。还可选择体娱游戏，体娱游戏有促进人际交流、分散注意、提起兴趣、理顺气机的作用，如下棋、打牌、气功、瑜伽等。

四、反复呼吸道感染

梅梅的孩子已经三岁了，孩子平常不爱吃饭，面色黄黄的，身上的肉一扒拉就"随风飘摇"，总是拉稀。而且梅梅还发现一旦天气突变，孩子必定会感冒、咳嗽，每年发作的次数超过 10 次，好转之后还很容易复发。梅梅很担心，于是带着孩子去当地一位有名的中医儿科医生那里就诊。医生检查后告诉梅梅，这是反复呼吸道感染在作祟。梅梅一脸茫然，问医生什么是反复呼吸道感染？孩子难道不是得了普通感冒吗？在医生的耐心讲解下，梅梅拨开了反复呼吸道感染的"迷雾"。

Q45: 什么是反复呼吸道感染？

感冒、扁桃体炎、支气管炎、肺炎等呼吸道疾病是小儿常见病。但当小儿发生上、下呼吸道感染的次数过于频繁，一年中超过一定次数者，即称为反复呼吸道感染。本病多见于 6 个月～ 6 岁的小儿，1 ～ 3 岁的幼儿中更为常见。冬春季节气候变化剧烈时尤其反复发作，夏天有自然缓解的趋势，一般到学龄前后明显好转。若反复呼吸道感染治疗不当，容易诱发咳喘、水肿、痹证等病证，严重影响小儿的生长发育与身心健康。古医籍中的虚人感冒、体虚感冒与本病证接近。

Q46: 中医学认为反复呼吸道感染是什么原因引起的？

中医学认为，小儿反复呼吸道感染多因正气不足，卫外不固，造成屡感外邪，邪毒久恋，稍愈又作，往复不已之势。其发病机理大致有以下 5 个方面。

1. 禀赋不足，体质虚弱

若父母体弱多病或母亲在妊娠时罹患各种疾病，或早产、双胎、胎气孱弱，生后肌骨嫩怯，腠理疏松，不耐自然界中不正之气的侵袭，一感即病。父母及同胞中亦常有反复呼吸道感染的病史。

2. 喂养不当，调护失宜

人工喂养，或因母乳不足致过早断乳，或小儿偏食、厌食，营养不良，脾胃运化力弱，饮食精微摄取不足，脏腑功能失健，脾肺气虚，易遭外邪侵袭。

3. 少见风日，不耐风寒

户外活动过少，日照不足，肌肤柔弱，卫外不固，对寒冷的适应能力弱，犹如阴地草木、温室花朵，软脆不耐风寒。一旦形寒饮冷，感冒随即发生，或他人感冒，一染即病。且病后又易于发生传变。

4. 用药不当，损伤正气

药物使用不当，损耗小儿正气，使抵抗力下降而反复感邪不已。如感冒之后过服解表之剂，损伤卫阳，以致卫表气虚，营卫不和，营阴不能内守而汗多，卫阳不能外御而易感。

5. 正虚邪伏，遇感乃发

由于正气虚弱，外邪侵袭后，邪毒不得肃清，留伏于里，一旦受凉或劳累，新感易受，留邪内发；或虽无新感，旧病复燃，诸证又起。

总之，小儿脏腑娇嫩，肌肤薄弱，藩篱疏松，阴阳之气均较稚弱。小儿复感则肺、脾、肾三脏更为不足，卫外功能薄弱，抵御外邪能力差；再加寒暖不能自调，一旦偏颇，六淫之邪不论从皮毛而入，或从口鼻而受，均及于肺。正邪斗争，此消彼长，导致小儿反复呼吸道感染。

Q47: 反复呼吸道感染的易发体质是什么？

反复呼吸道感染的发生多与气虚体质、阴虚体质有关。

Q48: 中医如何调治小儿反复呼吸道感染？

小儿反复呼吸道感染的中医调治，以中药内治法为主。

1. 营卫失和，邪毒留恋

证候：反复感冒，恶寒怕热，不耐寒凉，平时多汗，肌肉松弛；或伴有低热，咽红不退，扁桃体肿大；或肺炎喘嗽后久不康复；舌淡红，苔薄白，或花剥，脉浮数无力，指纹紫滞。此为营卫失和，邪毒留恋之证。多见于肺气虚弱、卫阳不足之小儿，或在首次感冒后治疗不当，或服解表发汗药过剂，汗出过多，余毒未尽，肌腠空虚，络脉失和，外邪再次乘虚而入。治宜扶正固表，调和营卫；方选黄芪桂枝五物汤加减。方中黄芪甘温益气，补表之卫气；桂枝散风寒而温经通痹，与黄芪配伍，益气温阳，和血通经；桂枝得黄芪益气而振奋卫阳；黄芪得桂枝，固表而不致留邪。芍药养血和营而通血痹，与桂枝合用，调营卫而和表里；生姜辛温，疏散风邪，以助桂枝之力。大枣甘温，养血益气，以资黄芪、芍药之功；与生姜为伍，又能和营卫，调诸药。若汗多，可加稻豆衣、煅龙骨、煅牡蛎止汗；若咳嗽，可加百部、杏仁宣肺止咳；若身热，可加青蒿、连翘清宣肺热；若咽红、扁桃体肿大未消，可加板蓝根、玄参、夏枯草、浙贝母利咽化痰消肿；若咽肿便秘，可加瓜蒌仁、大黄化痰解毒通腑。

2. 肺脾两虚，气血不足

证候：咳喘迁延不愈，或愈后再次发作，面黄少华，厌食，或爱吃肥甘生冷之物，肌肉松弛，或大便稀溏，咳嗽多汗，唇口色淡，舌淡红，脉数无力，指纹淡。此为肺脾两虚，气血不足之证。多见于后天失调，喂养不当，乏乳早断之儿。其中以肺虚为主者，多表现为咳喘迁延，多汗；以脾虚为主者，多表现为面色少华，肌肉松弛，厌食便溏。治宜健脾益气，补肺固表；方选玉屏风散加减。方中黄芪益气固表，止汗；白术健脾益气，助黄芪益气固表；防风走表而御风邪；黄芪得防风，固表不留邪；防风得黄芪，祛邪不伤正。诸药合用，补中有散，共建益气固表止汗之功。若余邪未清者，可加大青叶、连翘清其余热；若汗多，可加稚豆衣、五味子固表止汗；若纳少厌食，可加鸡内金、焦山楂开胃消食；若便溏，可加炒薏苡仁、茯苓健脾化湿；若便溏，可加生大黄、枳壳导滞消积。

3. 肾虚骨弱，精血失充

证候：反复感冒，甚则咳喘，面白无华，肌肉松弛，动则自汗，寐则盗汗，失眠多梦，五心烦热，立、行、齿、发、语迟，或鸡胸龟背，舌苔薄白，脉数无力。此为肾虚骨弱，精血失充之证。多因先天禀赋不足，或后天失调，固护失宜所致。治宜补肾壮骨，补阴益阳；方选补肾地黄丸加减。方中熟地黄滋阴补肾，填精益髓；山茱萸补养肝肾；鹿茸补肾填髓，以充先天不足；茯苓、山药补气健脾，养后天而滋先天。诸药配伍合用，有以先天促后天、以后天补先天之意，使气旺血足，精亦足。五迟，加鹿角霜、补骨脂、生牡蛎补肾壮骨；汗多，加黄芪、煅龙骨益气固表；低热，加鳖甲、地骨皮清其虚热；阳虚，加鹿茸、紫河车、肉苁蓉温阳固本。

Q49: 如何预防小儿反复呼吸道感染？

1. 气虚体质

（1）调体原则及要点　气虚体质小儿的调体原则为培补元气，补气健脾。首先，需防虚中夹实（邪），若有实邪在内，需先祛除实邪。调理气虚体质时应把握补气药的剂量，徐徐图之，以防补过，气有余则化火；补气时需注意加理气之品，以防气机壅滞。

（2）常用调体方药　气虚体质常用的调体方有玉屏风散、四君子汤、补中益气汤等。常用药物有党参、黄芪、白术、茯苓、甘草、陈皮、大枣等。

（3）经络调养　气虚体质者可选用足三里、神阙、肺俞等穴调理，每日按压各穴 20 分钟，可补气固表祛风。

（4）生活方式干预

①精神调摄：脾为气血生化之源，思则气结，过思伤脾；肺主一身之气，悲则气消，悲忧伤肺，故气虚体质者不宜过思过悲。对于气虚体质小儿应培养其豁达乐观的生活态度，避免其过度紧张，以保持稳定平和的心态，不可令其过度劳神。

②饮食养生：脾主运化，为气血生化之源，因此健脾益气之品可作为气虚体质小儿的饮食调养食物，切忌过于滋腻。推荐食谱为南瓜粥（大米 100g，南瓜 300g）、小米山药粥（小米 100g，山药 50g）。

③起居调护：气虚体质小儿卫阳不足，易于感受外邪，平时应注意保暖，忌劳汗当风，以防外邪侵袭。脾主四肢，故可微动四肢，以流通气血，促进脾胃运化。劳则气耗，避免气虚体质小儿过于劳累，以免更伤正气。

④运动锻炼：气虚体质小儿锻炼宜采用低强度、多次数的运动方式，控制好运动时间，循序渐进，持之以恒。不宜做强负荷运动和出汗过多的运动，忌用猛力和做长久憋气的动作，以免耗伤元气。可选择气功、太极拳、慢跑、健步走等进行锻炼。

2.阴虚体质

（1）调体原则及要点　阴虚体质小儿的调体原则为滋补肾阴，壮水制火。因阴虚易火旺，调理时滋阴药与清热药并用可使阴复火去；因阴虚体质者阴液亏少，在调体时需注意保血、养血；使用大量滋补药调理时需加理气健脾之品以防过于滋腻伤脾。

（2）常用调体方药　阴虚体质者有精、血、津、液亏损之不同。精亏者宜益肾填精为主，如六味地黄丸或左归丸；阴血亏损者宜养血为主，如当归补血汤或四物汤之类；津亏者宜养肺胃之津，兼以益肾，药如百合、沙参、麦冬、玉竹、生地黄等。

（3）经络保养　阴虚体质者可于每晚 5：00 ～ 7：00，肾经当令之时，用力按揉两腿的三阴交穴 15 分钟来调理体质。三阴交穴位于内踝上 3 寸处，胫骨后缘，为足太阴脾经、足少阴肾经、足厥阴肝经三条阴经交会之处，有滋补肝肾之效。

（4）生活方式干预

①精神调摄：阴虚体质者大多性情急躁，心烦易怒，此为阴虚火旺，火扰神明所致。因此，阴虚体质者应加强自我修养，少争胜负，闲暇时间可多听悠扬的音乐。

②饮食养生：阴虚体质者平素应多吃甘寒性凉、有滋阴功效的食物，如龟、鳖、牛奶、鸭肉、牛肚等，应少吃韭菜、葱、姜、蒜等辛辣之品。

③起居调护：阴虚体质者居住环境宜安静，保证睡眠时间充足，房子可坐南朝北，以藏养阴气。尽量避免熬夜、剧烈运动、在高温酷暑时玩耍等能加重阴虚倾向的活动。此外，"秋冬养阴"，冬季时要注意保护阴精。

④运动锻炼：阴虚体质体内津液、精血等阴液亏少，运动时易出现口渴干燥、面色潮红、小便少等，因而只适合中小强度、间断性身体练习，可选择太极拳、太极剑、八段锦、气功等动静结合的传统健身项目，也可以练习"六字诀"中的嘘字诀，以涵养肝气，皮肤干燥甚者，可多选择游泳，能够滋润皮肤，减少皮肤瘙痒，但不宜桑拿。锻炼时要控制出汗量，及时补充水分。

五、鹅口疮

倩倩的孩子已经一岁了。倩倩发现孩子口腔和舌头上长了一片片白白的东西，白白的东西旁边"红红的"，孩子的脸蛋、嘴唇也"红红的"，大便"硬硬的""干干的"，小便"黄黄的"。倩倩很担心，和丈夫带着孩子去当地一位有名的中医儿科医生那里就诊。医生检查后告诉倩倩，孩子得了鹅口疮。倩倩一脸茫然，问医生鹅口疮是什么？在医生的细心讲解下，她拨开了鹅口疮的"迷雾"。

Q50：什么是鹅口疮？

鹅口疮是以口腔、舌上蔓生白屑为主要临床特征的一种口腔疾病。因其状如鹅口，故称鹅口疮；因其色白如雪片，故又名"雪口"。鹅口疮是2岁以内婴幼儿的常见病，该病发作不分季节，且易复发。

Q51：中医学认为鹅口疮是什么原因引起的？

中医学认为，鹅口疮的主要病变部位在心脾，发病可由胎热内蕴，口腔不洁，感受秽毒之邪所致；亦可由胎禀不足，肾阴亏虚，虚火循经上炎所致。其主要病变在心脾。其发病机制大致有以下两个方面。

1. 心脾积热

孕母胎热内蕴，遗留给胎儿，或因出生时孕母阴道秽毒侵入儿口，或者小儿出生后不注意口腔清洁，黏膜受损，秽毒之邪侵袭所致。舌为心之苗，口为脾之窍，脾脉络于舌，秽毒积热蕴于心脾，循经上炎，则发为鹅口疮。正如《诸病源候论·鹅口候》所言："小儿初生口里白屑起，乃至舌上生疮，如鹅口里，世谓之鹅口。此由在胎时受谷气盛，心脾热气熏发于口故也。"《幼科类萃·耳目口鼻门》曰："小儿初生，口内白屑满舌上，如鹅之口，故曰鹅口也。此乃胎热而心脾最盛重，发于口也。用发缠指头，蘸薄荷自然汁水拭口内，如不脱，浓煮粟米汁拭之，即用黄丹煅过去火毒，掺于患处。"《外科正宗·鹅口疮》言："鹅口疮皆心脾二经胎热上攻，致满口皆生白斑雪片，甚则咽间叠叠肿起，致难乳哺，多生啼叫。"《医门补要·鹅口疮》曰："脾胃郁热上蒸，口舌白腐，叠如雪片，在小儿名鹅口疮。先以牛桔汤升发其火。"

2. 虚火上浮

多由胎禀不足，肾阴亏虚，或病后失调，久病体虚，或久泻久痢，津液大伤，脾虚及肾，气阴内耗，阴虚水不制火，虚火循经上炎而致。

Q52: 鹅口疮的易发体质是什么？

不同体质类型的特殊性往往导致对特殊疾病的易感性，体质状态是预测疾病发展、转归、预后的重要依据，偏颇体质是其相关疾病发生的主要生物学基础，鹅口疮的发生多与阴虚体质、湿热体质有关。

Q53: 中医如何调治小儿鹅口疮？

1. 中药内治法

（1）心脾积热　证候：口腔满布白屑，周围鲜红较甚，面赤，唇红，或伴发热、烦躁、多啼，口干或渴，大便干结，小便黄赤，舌红，苔薄白，脉滑或指纹青紫。此为心脾积热之证，其以口腔舌面白屑较多，周围鲜红，舌质红为特征。偏于心经热者，多烦躁哭闹，小便短赤；偏于脾经热者，多口干口臭，大便干结。治宜清心泻脾，方选清热泻脾散加减。方中黄连、栀子清心泄热；黄芩、石膏散脾经郁热；生地黄清热凉血；灯心草清热降火，导热下行。大便秘结者，加大黄通腑泄热；口干喜饮者，加石斛、玉竹养阴生津。

（2）虚火上浮　证候：口腔内白屑散在，周围红晕不显，形体瘦弱，颧红，手足心热，口干不渴，舌红，苔少，脉细或指纹紫。此为虚火上浮之证，其以白屑散在、红晕不显、舌红苔少为特征。治宜滋阴降火，方选知柏地黄丸加减。方中熟地黄，味甘纯阴，长于滋阴补肾，填精益髓；山茱萸酸温，补肝肾，涩精气；山药甘平，健脾补虚，涩精固肾；泽泻利湿泄浊，并防熟地黄之滋腻恋邪；牡丹皮清泻相火，并制山茱萸之温；茯苓淡渗脾湿，既助泽泻以泄肾浊，又助山药之健运以充养后天之本；知母、黄柏清热降火。若食欲不振者，可加乌梅、木瓜、生麦芽滋养脾胃；若便秘者，可加火麻仁润肠通腑。

2. 推拿疗法

（1）心脾积热　若见心脾积热之证，可揉小天心2分钟，补肾经3分钟，揉总筋2分钟，清补脾经3分钟，清四横纹2分钟，清天河水2分钟，清板门3分钟，揉小横纹2分钟，利小肠2分钟，清肺经3分钟。有清热泻火的功效。

（2）虚火上浮　若见虚火上浮之证，可补肾经3分钟，清板门3分钟，揉小天心3分钟，揉小横纹2分钟，揉总筋1分钟，清天河水1分钟，逆运内八卦2分钟，清四横纹1分钟，揉二马2分钟。具有滋阴降火、扶正祛邪的功效。

Q54: 如何预防小儿鹅口疮?

1. 阴虚体质

（1）调体原则及要点　阴虚体质的调体原则为滋补肾阴，壮水制火。阴虚易火旺，滋阴药与清热药并用，使阴复火去；阴液亏少，调体时需注意保血、养血。当大量使用滋补药时，需加理气健脾之品以防滋腻伤脾太过。

（2）常用调体方药 六味地黄丸、知柏地黄丸等。常用药物有熟地黄、山药、山茱萸、牡丹皮、茯苓、泽泻、桑椹、女贞子等。

（3）经络保养 可选用三阴交穴来调理体质，于每晚 5：00～7：00，肾经当令之时，用力按揉两腿的三阴交穴 15 分钟，可滋补肝肾。

（4）生活方式干预

①精神调摄：对阴虚体质小儿的情志进行调养，少让孩子参加争胜负的文娱活动，闲暇时间多听悠扬的音乐。

②饮食养生：平常应多吃一些甘寒性凉、有滋阴功效的食物，少吃辛辣之品。推荐食谱为小米蛋奶粥（小米 100g，牛奶 300g，鸡蛋 75g），菠菜炒猪肝（猪肝 50g，菠菜 200g）。

③起居调护：阴虚体质者应选择安静、坐南朝北的房子。保证充足的睡眠时间，以藏养阴气。熬夜、剧烈运动、在高温酷暑的环境下玩耍等能加重阴虚倾向，应尽量避免。

④运动锻炼：阴虚体质者适合中小强度、间断性身体练习，可选择太极拳、太极剑、八段锦、气功等动静结合的传统健身项目，也可以练习"六字诀"中的嘘字诀。锻炼时要控制出汗量，及时补充水分。

2. 湿热体质

（1）调体原则及要点 湿热体质者的调体原则为分消湿浊，清泻伏火。调理体质时宜宣透化湿以散热，通利化湿以泄热，慎用辛温助火之品。

（2）常用调体方药 泻黄散、龙胆泻肝丸、甘露消毒丹等。常用药物有藿香、栀子、石膏、龙胆、茵陈、大黄、羌活、苦参、地骨皮等。

（3）经络调养 湿热体质者可选择肝俞、胃俞、三阴交等穴调理体质。每天中午 11：00 按揉肝俞、胃俞、三阴交穴各 20 分钟，健脾利湿散热功效佳。若湿热之象明显，可选背部膀胱经进行刮痧、拔罐、走罐。

（4）生活方式干预

①精神调摄：湿热体质者应防止七情太过，培养孩子控制自己情绪的能

力，让其学习和掌握一些释放不良情绪的科学方法来化解或释放不良情绪，让孩子学会正确对待喜与忧、苦与乐、顺与逆，保持稳定的心态。

②饮食养生：湿热体质者宜食用具有清热化湿的食物，少吃甘温之品，禁忌辛烈燥热、大热大补的食物和饮品。推荐的食谱有莲子百合红豆沙（红豆500g，白莲子30g，百合10g，陈皮适量）、黑米红豆粥（红豆、黑米适量）、薏米粥（薏米、大米适量）。

③起居调护：湿热体质者避免居住在低洼潮湿的地方，居住环境应干燥、清洁、通风，避免居住在低洼潮湿的地方。不要长期熬夜，或过度疲劳。要保持二便通畅，防止湿热郁聚。湿热体质者特别容易患皮肤感染，最好给孩子穿天然纤维、棉麻、丝绸等质地的衣物，不要穿紧身的衣物。此外，还应注意个人卫生。

④运动锻炼：湿热体质者适合做大强度、大运动量的锻炼，可选择中长跑、游泳、爬山、各种球类、武术等运动项目。湿热体质者在运动时应当避开暑热环境，锻炼时应注意舒展筋骨关节，增加身体的柔软度。

六、口疮

小雯茜今年4岁了，小雯茜的父母由于工作原因会经常出差，所以雯茜大部分时间是由爷爷奶奶照顾。小雯茜的父母觉得甜食和油炸食品不健康，即使小雯茜特别喜欢吃，但很少会给她买。这次趁父母出差，小雯茜每天放学后吵着让爷爷奶奶买炸鸡和冰激凌，爷爷奶奶也是对孙女有求必应。几天后，雯茜的父母接孩子回家后发现雯茜一点都不想吃饭，而且总是喊着嘴里痛，这可把父母急坏了，连忙带她去医院检查。检查后医生说小雯茜是得了"口疮"。

Q55: 什么是口疮?

小儿口疮,大多是以齿龈、舌体、两颊、上颚等处出现黄白色溃疡,疼痛流涎,或伴发热、周身不适为主要特征。如果满口糜烂,色红作痛,则称为口糜;如果溃疡只发生在口唇两侧,则称为燕口疮。口疮可单独发生,但也经常与其他疾病一同发生,并且一年四季均可发病,无明显季节性。发病年龄以 2 ~ 4 岁为多见,预后良好。若体质虚弱,则口疮可反复出现,迁延难愈。

Q56: 中医学认为口疮是如何形成的?

中医学认为,小儿口疮多由外感风热乘脾、心脾积热上熏、阴虚虚火上浮所致。其主要病变脏腑在心、脾、胃、肾。脾开窍于口、心开窍于舌、肾脉连舌本、胃经络齿龈,若感受风热之邪,或心脾积热,或虚火上炎,均可熏蒸口舌而致口疮。故《圣济总录·小儿口疮》说:"小儿口疮者,由血气盛实,心脾蕴热,熏发上焦,故口生疮。"不同分型的口疮具体成因如下。

1. 风热乘脾

小儿外感风热,由口鼻侵入,首先犯肺,继乘脾胃,熏灼口舌牙龈,故口腔黏膜破溃,形成口疮。

2. 心脾积热

调护失宜、喂养不当,恣食肥甘厚味,蕴而生热,或喜啖煎炒炙烤,内火偏盛,邪热积于心脾,循经上炎,形成口疮。

3. 虚火上浮

素体虚弱,气阴两虚,或病后体虚未复,久病久泻,津液大伤,阴液耗损,久而肾阴内亏,水不制火,虚火上浮,熏灼口舌而生疮。

Q57：口疮的易发体质是什么？

口疮者，多因体内有热，其发生多与阴虚体质、湿热体质有关。

Q58：中医如何调治口疮？

1. 中药内治法

（1）风热乘脾 证候：以口颊、上颚、齿龈、口角溃烂为主要表现，严重时则出现满口糜烂，周围焮红，疼痛拒食，烦躁不安，口臭，涎多，小便短赤，大便秘结，或伴发热，舌红，苔薄黄，脉浮数，指纹紫。此为风热乘脾之证。本证起于外感风热之后，以起病急、多伴发热、溃疡点较多、周围红为特征。病初起，风热在表，多有发热恶寒；风热内侵肺胃，则口臭便秘；湿热偏重，则疮面色黄或糜烂。治宜疏风散火，清热解毒。选用银翘散加减。常用金银花、连翘、板蓝根清热解毒；薄荷、牛蒡子疏风散郁火；黄芩、升麻清脾泄热；竹叶、芦根清心除烦；甘草解毒，调和诸药。若发热不退，加柴胡、黄芩、生石膏清肺胃之火；大便秘结者，加生大黄、玄明粉通腑泻火，疮面色黄糜烂者，加黄连、薏苡仁清热利湿。

（2）心火上炎 证候：舌上、舌边溃疡，色赤疼痛，饮食困难，心烦不安，口干欲饮，小便短黄，舌尖红，苔薄黄，脉数，指纹紫。此为心火上炎之证。本证以舌上、舌边溃烂，色赤疼痛，心烦不安，舌尖红，苔薄黄为特征。治宜清心凉血，泻火解毒；选用泻心导赤散加减。常用黄连泻心火，生地黄凉血，竹叶清心热，通草导热下行，甘草调和诸药。尿少者，加车前子、滑石利尿泄热；口渴甚者，加石膏、天花粉清热生津；大便秘结，加生大黄、玄明粉通腑泻火。

（3）虚火上浮 证候：口腔溃疡或糜烂，周围色不红或微红，疼痛不甚，反复发作或迁延不愈，神疲颧红，口干不渴，舌红，苔少或花剥，脉细数，指纹淡紫。此为虚火上浮之证。本证以久病肾阴亏虚，口舌溃疡稀疏色淡，反复发作，神疲颧红，舌红苔少为特征。兼心阴虚者，溃疡以舌尖多见，心烦难眠；兼脾阴虚者，溃疡以口唇、齿多见，食少。治宜滋阴降火，引火归原。选用六味地黄丸加肉桂。常用熟地黄、山茱萸滋阴补肾，山药、茯苓补益脾阴，牡丹皮、泽泻泻肝肾之虚火，加少量肉桂引火归原。心阴不足者，加麦冬、五味子以养心安神；脾阴不足者，加石斛、沙参以养脾生津。若久泻或吐泻之后患口疮，治宜气阴双补，可服七味白术散，重用葛根，加乌梅、儿茶。

2. 外用药涂敷

（1）冰硼散　少许，涂敷患处，每日 3 次。可用于风热乘脾证、心火上炎证。

（2）锡类散　少许，涂敷患处，每日 3 次。可用于心火上炎证、虚火上浮证。

（3）吴茱萸　适量，捣碎，醋调敷涌泉穴，临睡前固定，翌晨去除。可用于虚火上浮证。

Q59: 如何预防小儿口疮的发生及口疮患儿如何调护？

1. 预防

（1）保持口腔清洁，注意饮食卫生，餐具应经常消毒。

（2）食物宜新鲜、清洁，多食新鲜蔬菜和水果，不宜过食肥甘厚腻之食物。

（3）给初生儿、小婴儿清洁口腔时，动作宜轻，避免损伤口腔黏膜。

2. 调护

（1）选用金银花、野菊花、板蓝根、大青叶、甘草煎汤，频频漱口。

（2）注意口腔外周皮肤卫生，颈项处可围上清洁毛巾，口中涎水流出时及时擦干。

（3）饮食宜清淡，忌辛辣刺激、粗硬及过咸食品，忌饮食过烫。

（4）补充水分，保持大便通畅。

七、泄泻（腹泻）

小琪出生5个月了，正是断奶并添加各种辅食的时期。和小琪月龄相同的其他婴儿添加水果类辅食都没有问题，但小琪只要吃生冷的瓜果就会腹泻不止，大便像水一样清稀。平时小琪的手脚摸起来总是凉凉的，妈妈带着她去超市的时候，都不敢去冷柜旁边。小琪的妈妈咨询了医生后才知道，原来小琪属于阳虚体质。经过一段时间的调理，小琪的大便逐渐成形，手脚也没那么冰凉了。

Q60: 什么是泄泻?

泄泻等同于很多家长经常讲的"拉肚子"，它是一种小儿常见病，以大便次数增多，粪质稀薄或如水样为主要特征。本病一年四季均可发生，以夏秋季节发病率为高，不同季节发生的泄泻，其证候表现有所不同。2岁以下小儿发病率高，因婴幼儿脾常不足，易于感受外邪、伤于乳食或脾肾气阳亏虚，均可导致脾病湿盛而发生泄泻。轻者治疗得当，预后良好；重者下泄过度，易见气阴两伤，甚至阴竭阳脱；久泻迁延不愈者，则易转为疳证。

Q61: 中医学认为泄泻是如何形成的?

中医学认为，小儿泄泻发生的原因以感受外邪、伤于饮食、脾胃虚弱为多见。其主要病变在脾胃。因为胃的主要生理功能是受纳与腐熟水谷，脾的主要生理功能为运化水湿和水谷精微。若脾胃受病，则饮食入胃之后，水谷不化，精微不布，清浊不分，合污而下，导致泄泻的发生。故《幼幼集成·泄泻证治》说："夫泄泻之本，无不由于脾胃。盖胃为水谷之海，而脾主运化，使脾健胃和，则水谷腐化而为气血以行荣卫。若饮食失节，寒温不调，以致脾胃受伤，则水反为湿，谷反为滞，精华之气不能输化，乃致合污下降，而泄泻作矣。"不同分型的泄泻具体成因如下。

1. 感受外邪

小儿脏腑柔嫩，肌肤薄弱，冷暖不知自调，易为外邪侵袭而发病。外感风、寒、暑、热诸邪常与湿邪相合而致泻，盖因脾喜燥而恶湿，湿困脾阳，运化失职，湿胜则濡泻，故前人有"无湿不成泻""湿多成五泻"之说。由于时令气候不同，长夏多湿，故外感泄泻以夏秋多见，其中又以湿热泻最常见，风寒致泻则四季均有。

2. 伤于饮食

小儿脾常不足，运化力弱，饮食不知自节。若调护失宜，乳哺不当，饮食失节或不洁，过食生冷瓜果或难以消化之食物，皆能损伤脾胃，发生泄泻。如《素问·痹论》所说："饮食自倍，肠胃乃伤。"小儿易为食伤，发生伤食泻，在其他各种泄泻证候中亦常兼见伤食证候。

3. 脾胃虚弱

小儿素体脾虚，或久病迁延不愈，脾胃虚弱，胃弱则腐熟无能，脾虚则运化失职，因而水反为湿，谷反为滞，不能分清别浊，水湿水谷合污而下，形成脾虚泄泻。亦有暴泻实证，失治误治，迁延不愈，如风寒、湿热外邪虽解而脾胃损伤，转成脾虚泄泻者。

4. 脾肾阳虚

脾虚致泻者，一般先耗脾气，继伤脾阳，日久则脾损及肾，造成脾肾阳虚。阳气不足，脾失温煦，阴寒内盛，水谷不化，并走肠间，而致澄澈清冷、洞泄而下的脾肾阳虚泻。由于小儿稚阳未充、稚阴未长,患泄泻后较成人更易于损阴伤阳而发生变证。重症泄泻患儿,泻下过度,易于伤阴耗气,出现气阴两伤,甚至阴伤及阳,导致阴竭阳脱的危重变证。若久泻不止,脾气虚弱,肝旺而生内风,可成慢惊风;脾虚失运,生化乏源,气血不足以荣养脏腑肌肤,久则可致疳证。

Q62: 泄泻的易发体质是什么?

泄泻的发生多与气虚体质、阳虚体质有关。

Q63: 中医如何调治泄泻?

1. 中药内治法

(1)湿热泻 证候:大便水样,或如蛋花汤样,泻下急迫,量多次频,气味秽臭,或见少许黏液,腹痛时作,食欲不振,或伴呕恶,神疲乏力,或发热烦闹,口渴,小便短黄,舌质红,苔黄腻,脉滑数,指纹紫。此为湿热泻。本证以起病急,泻下急迫,量多次频,舌质红,苔黄腻为特征。偏热重,气味秽臭,或见少许黏液,发热;偏湿重,便如稀水,口渴尿短;兼伤食,大便夹不消化物,纳呆。若泻下过度,本证易于转为伤阴,甚至阴竭阳脱变证。失治误治,迁延日久,则易转为脾虚。治宜清肠解热,化湿止泻。选用葛根黄芩黄连汤加减。常用葛根解表退热,生津升阳;黄芩、黄连清解胃肠湿热;地锦草、豆卷清肠化湿;甘草调和诸药。热重泻频,加鸡苏散、辣蓼、马鞭草清热解毒;发热口渴,加生石膏、芦根清热生津;湿重水泻,加车前子、苍术燥湿利湿;泛恶,苔腻,加藿香、佩兰芳化湿浊;呕吐,加竹茹、半夏降逆止呕;腹痛,加木香理气止痛;纳差,加焦山楂、焦神曲运脾消食。

（2）风寒泻　证候：大便清稀，夹有泡沫，臭气不甚，肠鸣腹痛，或伴恶寒发热，鼻流清涕，咳嗽，舌质淡，苔薄白，脉浮紧，指纹淡红。此为风寒泻。本证以大便清稀夹有泡沫，臭气不甚，肠鸣腹痛为特征。风象重，便多泡沫，鼻流清涕；寒象重，腹部切痛，恶寒；兼伤食，大便夹不消化物，纳呆。风寒化热则便次增多，气转臭秽，发热加重。寒邪易伤阳气，大便不化，肢冷神萎，需防伤阳变证。治宜疏风散寒，化湿和中。选用藿香正气散加减。常用藿香、苏叶、白芷、生姜疏风散寒，理气化湿；半夏、陈皮、苍术温燥寒湿，调理气机；茯苓、甘草、大枣健脾和胃。若见大便质稀色淡，泡沫多，加防风炭以祛风止泻；腹痛甚，里寒重，加干姜、砂仁、木香以温中散寒理气；腹胀，苔腻，加大腹皮、厚朴顺气消胀；夹有食滞者，去甘草、大枣，加焦山楂、鸡内金消食导滞；小便短少，加泽泻、车前子渗湿利尿；恶寒，鼻塞声重，加荆芥、防风以加强解表散寒之力。

（3）伤食泻　证候：大便稀溏，夹有乳凝块或食物残渣，气味酸臭，或如败卵，脘腹胀满，便前腹痛，泻后痛减，腹痛拒按，嗳气酸馊，或有呕吐，不思乳食，夜卧不安，舌苔厚腻，或微黄，脉滑实，指纹滞。此为伤食泻。本证以起病前有乳食不节史，便稀夹不消化物，气味酸臭，脘腹胀痛，泻后痛减为特征。伤乳者稀便夹乳凝块，伤食者夹食物残渣。本证可单独发生，更常为他证兼证。调治不当，病程迁延，积不化而脾气伤，易转为脾虚泻，或脾虚夹积，甚至疳证。治宜运脾和胃，消食化滞。选用保和丸加减。常用焦山楂、焦神曲、鸡内金消食化积导滞，陈皮、半夏理气降逆，茯苓健脾渗湿，连翘清解郁热。腹痛，加木香、槟榔理气止痛；腹胀，加厚朴、莱菔子消积除胀；呕吐，加藿香、生姜和胃止呕。

（4）脾虚泻　证候：大便稀溏，色淡不臭，多于食后作泻，时轻时重，面色萎黄，形体消瘦，神疲倦怠，舌淡苔白，脉缓弱，指纹淡。此为脾虚泻。本证常由暴泻失治迁延而成，以病程较长，大便稀溏，多于食后作泻，以及全身脾虚征象为特征。偏脾气虚者，面色萎黄，形体消瘦，神疲倦怠；偏脾阳虚者，大便清稀无臭，神萎面白，肢体欠温。脾虚泻进一步发展，由脾及肾，易转成脾肾阳虚泻，或久泻而成疳证。治宜健脾益气，助运止泻。选用参苓白术散加减。常用党参、白术、茯苓、甘草补脾益气，山药、莲子肉、扁豆、薏苡仁健脾化湿，砂仁、桔梗理气和胃。若胃纳呆滞，舌苔腻，加藿香、苍术、陈皮、焦山楂以芳香化湿，消食助运；腹胀不舒，加木香、乌药理气消胀；腹冷，大便夹不消化物，舌质淡，加炮姜以温中散寒，暖脾助运；久泻不止，内无积滞，加煨益智仁、肉豆蔻、石榴皮以温脾固涩止泻。

（5）脾肾阳虚泻　证候：久泻不止，大便清稀，澄澈清冷，完谷不化，或见脱肛，形寒肢冷，面色㿠白，精神萎靡，睡时露睛，舌淡白，脉细弱，指纹色淡。此为脾肾阳虚泻。本证见于久泻，以大便澄澈清冷，完谷不化，形寒肢冷为特征。偏脾阳虚者，大便清稀，或见脱肛，面色㿠白；偏肾阳虚者，大便清冷，滑脱不禁，腹凉肢冷，精神萎靡。本证继续发展，则成重症疳泻，终则阳脱而亡。治宜温补脾肾，固涩止泻。选用附子理中汤合四神丸加减。常用党参、白术、甘草健益气；干姜、吴茱萸温中散寒；附子、补骨脂、肉豆蔻温肾暖脾，固涩止泻。脱肛，加炙黄芪、升麻升举中阳；久泻滑脱不禁，加诃子、石榴皮、赤石脂收敛固涩止泻。

2. 中药外治法

（1）丁香2g，吴茱萸30g，胡椒30粒。共研细末，每次1～3g，醋调成糊状，敷贴脐部，每日1次。用于风寒泻、脾虚泻。

（2）鬼针草30g，加水适量。煎煮后倒入盆内，先熏蒸、后浸泡双足，每日2～4次，连用3～5日。用于小儿各种泄泻。

3. 推拿疗法

（1）清补脾土，清大肠，清小肠，退六腑，揉小天心。用于湿热泻。

（2）揉外劳宫，推三关，摩腹，揉脐，揉龟尾。用于风寒泻。

（3）推板门，清大肠，补脾土，摩腹，逆运内八卦，点揉天突。用于伤食泻。

（4）推三关，补脾土，补大肠，摩腹，推上七节骨，捏脊，重按肺俞、脾俞、胃俞、大肠俞。用于脾虚泻。

4. 针灸疗法

（1）针法取足三里、中脘、天枢、脾俞穴。发热加曲池，呕吐加内关、上脘，腹胀加下脘，伤食加刺四缝，水样便多加水分。实证用泻法，虚证用补法，每日 1～2 次。

（2）灸法取足三里、中脘、神阙穴。隔姜灸或艾条温和灸，每日 1～2 次。用于脾虚泻、脾肾阳虚泻。

Q64: 如何预防小儿泄泻的发生及泄泻患儿如何调护？

1. 预防

（1）注意饮食卫生，食品应新鲜、清洁，不吃变质食品，不要暴饮暴食。饭前、便后要洗手，餐具要卫生。

（2）提倡母乳喂养，不宜在夏季及小儿有病时断奶，遵守添加辅食的原则，注意科学喂养。

（3）加强户外活动，注意气候变化，防止感受外邪，避免腹部受凉。

2. 调护

（1）适当控制饮食，减轻脾胃负担。对吐泻严重及伤食泄泻患儿暂时禁食，以后随着病情好转，逐渐增加饮食量。忌食油腻、生冷及不易消化的食物。

（2）保持皮肤清洁、干燥，勤换尿布。每次大便后，要用温水清洗臀部，并扑上爽身粉，防止发生红臀。

（3）密切观察病情变化，及早发现泄泻变证。

八、厌食（厌食症）

10岁的小雅快上五年级了，她平时非常挑食，眼看着别的小朋友身高都在"突飞猛进"，小雅的身高还跟二、三年级的学生没什么差别。小雅的家长非常着急，总是换着花样给小雅准备各种美食，希望她可以补充营养，尽快发育。但无论饭菜多么可口，小雅就是提不起胃口。小雅的妈妈偶然间和从事中医临床工作的表姐聊起这个事情，表姐说小雅的情况属于厌食，给小雅开了一些中药。经过一段时间的调理，小雅果然比以前更爱吃饭了，个子也一天天地长起来了。

Q65: 什么是厌食？

厌食是小儿时期的一种常见病症，临床以较长时期厌恶进食、食量减少为特征。本病可发生于任何季节，但夏季暑湿当令之时，症状可加重。各年龄段儿童均可发病，以1～6岁为多见。城市儿童发病率较高。患儿除食欲不振外，一般无其他明显不适，预后良好；但长期不愈者，可使气血生化乏源，抗病能力下降，而易罹患他症，甚或影响生长发育，转化为疳证。

Q66: 中医学认为厌食是如何形成的？

1. 喂养不当

小儿脏腑娇嫩，脾常不足，乳食不知自节而伤脾胃。如《素问·痹论》所说："饮食自倍，肠胃乃伤。"若家长缺乏育婴保健知识，婴儿期未按期添加辅食，或片面强调高营养饮食，如过食肥甘，滥服滋补之品，超越了小儿脾胃正常受纳与消化的能力，或溺爱，放任其过食零食、冷食、煎炸炙煿之品，或饥饱无度，均可损伤脾胃，出现厌食。

2. 他病伤脾

脾为阴土，喜燥恶湿，得阳则运；胃为阳土，喜润恶燥，得阴则和。若患他病，误用攻伐，或过用苦寒，损脾伤阳，或过用温燥，耗伤胃阴，或病后未能及时调理，或夏伤暑湿，脾为湿困，均可使受纳运化失常，而致厌恶进食。

3. 先天不足

胎禀不足，脾胃薄弱之儿，往往生后即表现不欲吮乳，若后天失于调养，则脾胃怯弱，乳食难于增进。

4. 情志失调

小儿神气怯弱，易受惊恐。若失于调护，卒受惊吓或打骂，或所欲不遂，或环境变迁等，均可致情志怫郁，肝失条达，气机不畅，乘脾犯胃，形成厌食。

Q67: 厌食的易发体质是什么?

不同体质类型的特殊性往往导致对特殊疾病的易感性，体质状态是预测疾病发展、转归、预后的重要依据，偏颇体质是其相关疾病发生的主要生物学基础。厌食的发生多与气虚体质、气郁体质有关。

Q68: 中医如何调治小儿厌食?

1. 中药内治法

（1）脾失健运 证候：食欲不振，厌恶进食，食而乏味，或伴胸脘痞闷，嗳气泛恶，大便不调，偶尔多食后则脘腹饱胀，形体尚可，精神正常，舌淡红，苔薄白或薄腻，脉尚有力。本证为厌食初期表现，除厌恶进食症状外，其他症状不著，精神、形体如常为其特征。若失于调治，病情迁延，损伤脾气，则易转为脾胃气虚证。治宜调和脾胃，运脾开胃。选用不换金正气散加减。常用苍术燥湿运脾，陈皮、枳壳、藿香理气醒脾和中，神曲、炒麦芽、焦山楂消食开胃。脘腹胀满，加木香、厚朴、莱菔子理气宽中；舌苔白腻，加半夏、佩兰燥湿醒脾；暑湿困阻，加荷叶、扁豆花消暑化湿；嗳气泛恶，加半夏、竹茹和胃降逆；大便偏干，加枳实、莱菔子导滞通便；大便偏稀，加炒山药、薏苡仁健脾祛湿。

（2）脾胃气虚　证候：不思进食，食而不化，大便溏薄夹不消化食物，面色少华，形体偏瘦，肢倦乏力，舌质淡，苔薄白，脉缓无力。本证多见于脾胃素虚，或脾失健运，迁延失治者，以不思乳食、面色少华、肢倦乏力、形体偏瘦为辨证依据。若迁延不愈，气血耗损，形体消瘦，则应按疳证辨治。治宜健脾益气，佐以助运。选用异功散加味。常用党参、白术、茯苓、甘草健脾益气，陈皮、佩兰、砂仁醒脾助运，神曲、鸡内金消食助运。大便稀，苔腻，去白术，加苍术、薏苡仁燥湿健脾；大便溏薄，加炮姜、肉豆蔻温运脾阳；饮食不化，加焦山楂、炒谷芽、炒麦芽消食助运；汗多易感，加黄芪、防风益气固表；情志抑郁，加柴胡、佛手解郁疏肝。

（3）脾胃阴虚　证候：不思进食，食少饮多，皮肤失润，大便偏干，小便短黄，甚或烦躁少寐，手足心热，舌红少津，苔少或花剥，脉细数。本证见于温热病后或素体阴虚，或嗜食辛辣伤阴者，以食少饮多、大便偏干、舌红少苔为特征。治宜滋脾养胃，佐以助运。选用养胃增液汤加减。常用沙参、麦门冬、玉竹、石斛养胃育阴，乌梅、白芍、甘草酸甘化阴，焦山楂、炒麦芽开胃助运。口渴烦躁，加天花粉、芦根、胡黄连清热生津除烦；大便干结，加火麻仁、郁李仁、瓜蒌仁润肠通便；夜寐不宁，手足心热，加牡丹皮、莲子心、酸枣仁清热宁心安神；食少不化，加谷芽、神曲生发胃气；兼脾气虚弱，加炒山药、太子参补益气阴。

2. 推拿疗法

（1）补脾土，运内八卦，清胃经，掐揉掌横纹，摩腹，揉足三里。用于脾失健运证。

（2）补脾土，运内八卦，揉足三里，摩腹，捏脊。用于脾胃气虚证。

（3）揉板门，补胃经，运八卦，分手阴阳，揉二马，揉中脘。用于脾胃阴虚证。

3. 针灸疗法

（1）取脾俞、足三里、阴陵泉、三阴交穴，用平补平泻法。用于脾失健运证。

（2）取脾俞、胃俞、足三里、三阴交穴，用补法。用于脾胃气虚证。

（3）取足三里、三阴交、阴陵泉、中脘、内关穴，用补法。用于脾胃阴虚证。

以上各型均用中等刺激，不留针，每日 1 次，10 次为 1 个疗程。

Q69： 如何预防厌食的发生及厌食患儿如何调护？

1. 预防

（1）掌握正确的喂养方法，饮食起居按时、有度，饭前勿食糖果饮料，夏季勿贪凉饮冷。根据不同年龄给予富含营养、易于消化、品种多样的食品。母乳喂养的婴儿 4 个月后应逐步添加辅食。

（2）出现食欲不振症状时，要及时查明原因，采取针对性治疗措施。对病后胃气初复者，要逐渐增加饮食，切勿暴饮暴食而致脾胃复伤。

（3）注意精神调护，培养良好的性格。教育孩子要循循善诱，切勿训斥打骂。变换生活环境要逐步适应，防止惊恐恼怒损伤。

2. 调护

（1）纠正不良饮食习惯，做到"乳贵有时，食贵有节"，不偏食、挑食，不强迫进食，饮食定时适量，荤素搭配，少食肥甘厚味、生冷坚硬等不易消化食物，鼓励多食蔬菜及粗粮。

（2）遵照"胃以喜为补"的原则，先从小儿喜欢的食物入手，来诱导开胃，暂时不要考虑营养价值，待其食欲增进后，再按营养的需要供给食物。

（3）注意生活起居，加强精神调护，保持良好情绪，饭菜多样化，讲究色香味，以促进食欲。

九、积滞

艾莉家的宝宝快 10 个月了，仍处于哺乳期。艾莉的公公、婆婆担心奶水的营养不够，经常煲汤给艾莉喝，日常饮食也以大鱼大肉为主，十分油腻。近些日子，虽然艾莉的奶水很多，但是宝宝却不太喜欢吃，肚子里经常会有"咕噜""咕噜"的水声，大便也很臭。艾莉想不明白为什么会出现这样的情况，她咨询了医生后才知道宝宝出现了"食积"的问题。

Q70：什么是积滞？

积滞是指小儿内伤乳食，停聚中焦，积而不化，气滞不行所形成的一种胃肠疾患；以不思乳食，食而不化，脘腹胀满，嗳气酸腐，大便溏薄或秘结酸臭为特征。本病既可单独出现，也可夹杂于其他疾病中。各种年龄均可发病，但以婴幼儿为多见。禀赋不足，脾胃素虚，人工喂养及病后失调者更易罹患该病。本病一般预后良好，少数患儿可因积滞日久，迁延失治，进一步损伤脾胃，导致气血化源不足，营养及生长发育障碍，而转化为疳证，故前人有"积为疳之母，有积不治，乃成疳证"之说。

Q71: 中医学认为积滞是如何引起的?

中医学认为，引起本病的主要原因为乳食不节，伤及脾胃，致脾胃运化功能失调；或脾胃虚弱，腐熟运化不及，乳食停滞不化。其病位在脾胃，基本病理改变为乳食停聚中焦，积而不化，气滞不行。

1. 乳食内积

小儿脾常不足，乳食不知自节。若调护失宜，喂养不当，则易为乳食所伤。伤于乳者，多因哺乳不节，过急过量，冷热不调；伤于食者，多由饮食喂养不当，偏食嗜食，暴饮暴食，或过食膏粱厚味，煎炸炙煿，或贪食生冷、坚硬难化之物，或添加辅食过多过快。盖胃主受纳，为水谷之海，其气主降；脾主运化，为生化之源，其气主升。若乳食不节，脾胃受损，受纳运化失职，升降失调，宿食停聚，积而不化，则成积滞。正如《证治准绳·幼科·宿食》所说："小儿宿食不消者，胃纳水谷而脾化之，儿幼不知撙节，胃之所纳，脾气不足以胜之，故不消也。"伤于乳者，为乳积；伤于食者，则为食积。

2. 脾虚夹积

若禀赋不足，脾胃素虚，或病后失调，脾气亏虚，或过用寒凉攻伐之品，致脾胃虚寒，腐熟运化不及，乳食稍有增加，即停滞不化，而成积滞。《诸病源候论·小儿杂病诸候·宿食不消候》曾记载："宿食不消由脏气虚弱，寒气在于脾胃之间，故使谷不化也。宿谷未消，新谷又入，脾气既弱，故不能磨之。"若积久不消，迁延失治，则可进一步损伤脾胃，导致气血生化乏源，营养及生长发育障碍，形体日渐消瘦而转为疳证。

Q72：积滞的易发体质是什么？

积滞的发生多与气虚体质、痰湿体质有关。

Q73：中医如何调治积滞？

1. 中药内治法

（1）乳食内积　证候：不思乳食，嗳腐酸馊或呕吐食物、乳片，脘腹胀满疼痛，大便酸臭，烦躁啼哭，夜眠不安，手足心热，舌质红，苔白厚或黄厚腻，脉象弦滑，指纹紫滞。从患儿所食种类可以区别伤乳与伤食，以及所伤食物品种之不同。食积不消可化热，证见肚腹热甚，低热，舌苔黄腻。治宜消乳化食，和中导滞。乳积者，选消乳丸加减。常用炒麦芽、砂仁、焦神曲消乳化积，香附、陈皮理气导滞，炒谷芽、茯苓和中健脾。食积者，选保和丸加减。常用焦山楂、焦神曲、鸡内金、莱菔子消食化积，其中焦山楂善消肉积，焦神曲、鸡内金善消陈腐食积，莱菔子善消面食之积；配香附、陈皮、砂仁行气宽中，茯苓、半夏健脾化湿，连翘清解郁热。腹胀明显，加木香、厚朴、枳实行气导滞除胀；腹痛拒按，大便秘结，加大黄、槟榔下积导滞；恶心呕吐，加竹茹、生姜和胃降逆止呕；大便稀溏，加扁豆、薏苡仁健脾渗湿，消中兼补；舌红苔黄，低热口渴，加胡黄连、石斛、天花粉清热生津止渴。

（2）脾虚夹积　证候：面色萎黄，神疲肢倦，不思乳食，食则饱胀，腹满喜按，大便稀酸，夹有乳片或不消化食物，舌质淡，苔白腻，脉细滑，指纹淡滞。本证多有素体脾虚、病后失调或过用寒凉药物史，或由乳食内积证日久不愈转化而来；以面黄神疲、腹满喜按之脾虚证候，以及嗳吐酸腐、大便酸腥稀溏不化、指纹紫滞之食积证候为辨证要点。治宜健脾助运，消食化滞。选用健脾丸加减。常用人参、白术、茯苓、甘草健脾益气，麦芽、山楂、神曲消食化积，陈皮、枳实、砂仁醒脾理气化滞。呕吐，加生姜、丁香、半夏温中和胃，降逆止呕；大便稀溏，加山药、薏苡仁、苍术健脾化湿；腹痛喜按，加干姜、白芍、木香温中散寒，缓急止痛；舌苔白腻，加藿香、佩兰芳香醒脾化湿。

2. 中药外治法

（1）玄明粉 3g，胡椒粉 0.5g。研细粉拌匀，置于脐中，外盖纱布，胶布固定，每日换 1 次。用于乳食内积证。

（2）焦神曲 30g，麦芽 30g，焦山楂 30g，槟榔 10g，生大黄 10g，芒硝 20g。共研细末，以麻油调上药，敷于中脘、神阙穴，先热敷 5 分钟后继续保留 24 小时。隔日 1 次，3 次为 1 个疗程。用于食积腹胀痛者。

（3）酒糟 100g，入锅内炒热，分 2 次装袋，交替放腹部热熨，每次 2～3 小时，每日 1 次。用于脾虚夹积证。

3. 推拿疗法

（1）清胃经，揉板门，运内八卦，推四横纹，揉按中脘、足三里，推下七节骨，分腹阴阳。用于乳食内积证。

（2）以上取穴，加清天河水，清大肠。烦躁不安加清心平肝，揉曲池。用于食积化热证。

（3）补脾经，运内八卦，摩中脘，清补大肠，揉按足三里。用于脾虚夹积证。

以上各证均可配合使用捏脊法。

4. 针灸疗法

（1）体针 取足三里、中脘、梁门穴。乳食内积加内庭、天枢，积滞化热加曲池、大椎，烦躁加神门，脾虚夹积加四缝、脾俞、胃俞、气海。每次取 3～5 穴，中等刺激，不留针。实证用泻法为主，辅以补法；虚证用补法为主，辅以泻法。

（2）耳针 耳穴取胃、大肠、神门、交感、脾。每次选 3～4 穴，用王不留行籽贴压，左右交替，每日按压 3～4 次。

Q74: 如何预防小儿积滞的发生及积滞患儿如何调护？

1. 预防

（1）调节饮食，合理喂养。乳食宜定时定量，富含营养，易于消化。忌暴饮暴食、过食肥甘厚腻、生冷瓜果、偏食零食及妄加滋补。

（2）应根据小儿生长发育需求，逐渐给婴儿添加辅食，按由少到多、由稀到稠、由一种到多种，循序渐进的原则进行。辅食既不可骤然添加过多，造成脾胃不能适应而积滞不化；亦不可到期不予添加，使婴儿脾胃运化功能不能逐渐增强而饮食难化。

2. 调护

（1）伤食积滞患儿应暂时控制饮食，给予药物调理，积滞消除后，逐渐恢复正常饮食。

（2）注意病情变化，给予适当处理。呕吐者，可暂停进饮食，并给予生姜汁数滴加少许糖水饮服；腹胀者，可揉摩腹部；便秘者，可予蜂蜜10～20mL冲服，严重者可予开塞露外导；脾胃虚弱者，常灸足三里穴。

十、疳证

春霞家的孩子一岁半，体形瘦弱，发色偏黄，平时没有精神，吃东西也很少，每次吃饭只能勉强喝几勺稀粥，经常感冒、拉肚子。春霞看到孩子这样，起初以为孩子再大一点就会好转，可是过了几个月之后，情况不但没有好转，反而越来越严重，而且孩子的肚子还鼓起来了。春霞带着孩子去医院咨询了大夫，大夫说孩子得的是疳证。

Q75: 什么是疳证?

疳证是由喂养不当或多种疾病影响,导致脾胃受损,气液耗伤而形成的一种慢性疾病;临床以形体消瘦,面色无华,毛发干枯,精神萎靡或烦躁,饮食异常为特征。本病发病无明显季节性,各种年龄均可罹患,临床尤多见于 5 岁以下小儿。因其起病缓慢,病程迁延,不同程度地影响小儿的生长发育,严重者还可导致阴竭阳脱,猝然变险,因而被古人视为恶候,列为儿科四大要证之一。新中国成立后,随着人民生活的不断改善和医疗保健事业的深入开展,本病的发病率已明显下降,特别是重症患儿显著减少。本病经恰当治疗,绝大多数患儿均可治愈,仅少数重症或有严重兼症者,预后较差。"疳"之含义,自古有两种解释:其一曰"疳者甘也",是指小儿恣食肥甘厚腻,损伤脾胃,形成疳证;其二曰"疳者干也",是指气液干涸,形体羸瘦。前者言其病因,后者述其病机及主证。

关于疳证的分类,古代医家认识不一。有以五脏分类的,如肝疳、心疳、脾疳、肺疳、肾疳;有以病因分类的,如蛔疳、食疳、哺乳疳;有以患病部位分类的,如眼疳、鼻疳、口疳等;有以某些证候分类的,如疳嗽、疳泻、疳肿胀等;有以病情轻重分类的,如疳气、疳虚、疳积、疳极、干疳等。目前临床一般将疳证按病程与证候特点分类,分为疳气、疳积、干疳三大证候及其他兼证。

Q76: 中医学认为疳证是如何引起的?

引起疳证的病因较多,临床以饮食不节、喂养不当、营养失调、疾病影响,以及先天禀赋不足为常见。其病变部位主要在脾胃,可涉及五脏。胃主受纳,脾主运化,共主饮食物的消化、吸收及其水谷精微输布,以营养全身。脾健胃和,则气血津液化生有源,全身上下内外得以滋养;若脾胃失健,生化乏源，则气血不足，津液亏耗，肌肤、筋骨、经脉、脏腑失于濡养，日久则形成疳证。正如《小儿药证直诀·诸疳》所说："疳皆脾胃病，亡津液之所作也。"

1. 喂养不当

饮食不节，喂养不当是引起疳证最常见的病因，这与小儿"脾常不足"的生理特点密切相关。小儿神识未开，乳食不知自节，若喂养不当，乳食太过或不及，均可损伤脾胃，形成疳证。太过指乳食无度，过食肥甘厚味、生冷坚硬难化之物，或妄投滋补食品，以致食积内停，积久成疳。正所谓"积为疳之母"也。不及指母乳匮乏，代乳品配制过稀，未能及时添加辅食，或过早断乳，摄入食物的数量、质量不足，或偏食、挑食，致营养失衡，长期不能满足生长发育需要，气液亏损，形体日渐消瘦而形成疳证。

2. 疾病影响

多因小儿久病吐泻，或反复外感，罹患时行热病、肺痨诸虫，失于调治或误用攻伐，致脾胃受损，津液耗伤，气血亏损，肌肉消灼，形体羸瘦，而成疳证。此即《幼科铁镜·辨疳疾》所言："疳者……或因吐久、泻久、痢久、疟久、热久、汗久、咳久、疮久，以致脾胃亏损，亡失津液而成也。"

3. 禀赋不足

先天胎禀不足，或早产、多胎，或母亲孕期久病、药物损伤胎元，致出生后元气虚惫，脾胃功能薄弱，纳化不健，水谷精微摄取不足，气血亏耗，脏腑肌肤失于濡养，形体羸瘦，形成疳证。

综上所述，疳证的主要病变部位在脾胃，其基本病理改变为脾胃受损，津液消亡，因脾胃受损程度不一，病程长短有别，而病情轻重差异悬殊。初起仅表现脾胃失和，运化不健或胃气未损，脾气已伤，胃强脾弱，肌肤失荣者，为病情轻浅，正虚不著的疳气阶段；继之脾胃虚损，运化不及，积滞内停，壅塞气机，阻滞络脉，则呈现虚中夹实的疳积证候；若病情进一步发展或失于调治，脾胃日渐衰败，津液消亡，气血耗伤，元气衰愆，形体枯瘦者，则导致干疳及疳积重症阶段。此时因脾胃虚衰，生化乏源，气血亏耗，诸脏失养，必累及他脏，因而易于出现各种兼证，正所谓"有积不治，传之余脏"也。若脾病及肝，肝失所养，肝阴不足，不能上承于目，而见视物不清，夜盲目翳者，称为"眼疳"；脾病及心，心开窍于舌，心火上炎，而见口舌生疮者，称为"口疳"；脾病及肺，土不生金，肺气受损，卫外不固，易于外感，而见咳喘、潮热者，称为"肺疳"；脾病及肾，肾精不足，骨失所养，久致骨骼畸形者，称为"骨疳"；脾虚不运，气不化水，水湿泛滥，则出现"疳肿胀"。若脾虚失摄，血不归经，溢出脉外者，则可见皮肤紫斑瘀点及各种出血证候，重者脾气衰败，元气耗竭，直至阴阳离决而猝然死亡。

Q77: 疳证的易发体质是什么？

不同体质类型的特殊性往往导致对特殊疾病的易感性，体质状态是预测疾病发展、转归、预后的重要依据，偏颇体质是其相关疾病发生的主要生物学基础，疳证的发生多与气虚体质、阴虚体质有关。

Q78: 中医如何调治疳证？

1. 中药内治法

（1）疳气　证候：形体略瘦，面色少华，毛发稀疏，不思饮食，精神欠佳，性急易怒，大便干稀不调，舌质略淡，苔薄微腻，脉细有力。本证为疳证初起阶段，由脾胃失和，纳化失健所致；以形体略瘦，食欲不振为特征；失于调治者，可转为疳积证。治宜调脾健运。选用资生健脾丸加减。常用党参、白术、山药益气健脾，茯苓、薏苡仁、泽泻健脾渗湿，藿香、砂仁、扁豆醒脾开胃，麦芽、神曲、山楂消食助运。食欲不振，腹胀，苔厚腻，去党参、白术，加苍术、鸡内金、厚朴运脾化湿，消积除胀；性情急躁，夜卧不宁，加钩藤、黄连抑木除烦；大便稀溏，加炮姜、肉豆蔻温运脾阳；大便秘结，加火麻仁、决明子润肠通便。

（2）疳积 证候：形体明显消瘦，面色黄，肚腹膨胀，甚则青筋暴露，毛发稀疏结穗，性情烦躁，夜卧不宁，或见揉眉挖鼻，吮指磨牙，动作异常，食欲不振，或善食易饥，或嗜食异物，舌淡苔腻，脉沉细而滑。本证多由疳气发展而来，属脾胃虚损，积滞内停，虚实夹杂之证，病情较为复杂。证见形体明显消瘦，四肢枯细，肚腹膨胀，烦躁不宁。辨别疳之有积无积，须视腹之满与不满，腹大肢细是本证的典型体征。若脘腹胀满，嗳气纳差，为食积；大腹胀满，叩之如鼓，为气积；腹胀有块，推揉可散，为虫积；腹内痞块，抚之质硬，为血积。本证重者也可出现兼证，若疳积失于调治而发展，则成干疳之证。治宜消积理脾。选用肥儿丸加减。常用人参、白术、茯苓健脾益气；焦神曲、焦山楂、炒麦芽、鸡内金消食化滞；大腹皮、槟榔理气消积；黄连、胡黄连清心平肝，退热除烦；甘草调和诸药。腹胀明显，加枳实、木香理气宽中；大便秘结，加火麻仁、郁李仁润肠通便；烦躁不安，揉眉挖鼻，加栀子、莲子心清热除烦，平肝抑木；多饮善饥，加石斛、天花粉滋阴养胃；恶心呕吐，加竹茹、半夏降逆止呕；胁下痞块，加丹参、郁金活血散结；大便下虫，加苦楝皮、雷丸、使君子、榧子杀虫消积。治疗过程中须注意消积、驱虫药不可久用，应中病即止，积去、虫下后再调理脾胃。

（3）干疳 证候：形体极度消瘦，皮肤干瘪起皱，大肉已脱，皮包骨头，貌似老人，毛发干枯，面色㿠白，精神萎靡，啼哭无力，腹凹如舟，杳不思食，大便稀溏或便秘，舌质淡嫩，苔少，脉细弱。本证为疳证后期表现，由脾胃虚衰，津液消亡，气血两败所致。以形体极度消瘦，精神萎靡，杳不思食为特征。常出现病涉五脏的种种兼证，严重者可随时出现气血衰亡、阴竭阳脱的变证。选用补益气血方八珍汤加减。常用党参、黄芪、白术、茯苓、甘草补脾益气，熟地黄、当归、白芍、川芎养血活血，陈皮、扁豆、砂仁醒脾开胃。若四肢欠温，大便稀溏，去熟地黄、当归，加肉桂、炮姜温补脾肾；夜寐不安，加五味子、夜交藤宁心安神；舌红口干，加石斛、乌梅生津敛阴。若出现面色苍白，呼吸微弱，四肢厥冷，脉细欲绝者，应急施独参汤或参附龙牡救逆汤以回阳救逆固脱，并配合西药抢救。

2. 中药外治法

（1）莱菔子适量，研末，阿魏调和。敷于伤湿止痛膏上，外贴于神阙穴。每日1次，连用7日为1个疗程。用于疳积证腹部气胀者。

（2）大黄6g，芒硝6g，栀子6g，杏仁6g，桃仁6g。共研细末，加面粉适量，用鸡蛋清、葱白汁、醋、白酒少许，调成糊状，敷于脐部。每日1次，连用3～5日。用于疳积证腹部胀实者。

3. 推拿疗法

（1）补脾经，补肾经，运八卦，揉板门、足三里，捏脊。用于疳气证。

（2）补脾经，清胃经、心经、肝经，捣小天心，分手阴阳、腹阴阳。用于疳积证。

（3）补脾经、肾经，运八卦，揉二马、足三里。用于干疳证。捏脊疗法可用于疳气证、疳积证。极度消瘦，皮包骨头者不可应用。

4. 针灸疗法

（1）体针 主穴取合谷、曲池、中脘、气海、足三里、三阴交，配穴取脾俞、胃俞、痞根（奇穴，第1腰椎棘突下旁开3.5寸处）。中等刺激，不留针。每日1次，7日为1个疗程。用于疳气证、疳积轻证。烦躁不安，夜眠不宁，加神门、内关；脾虚夹积，脘腹胀满，加刺四缝；气血亏虚重，加关元；大便稀溏，加上巨虚。

（2）点刺 取四缝穴，常规消毒后，用三棱针在穴位上快速点刺，挤压出黄色黏液或血少许，每周2次，为1个疗程。用于疳积证。

Q79: 如何预防疳证的发生及疳证患儿如何调护?

1. 预防

（1）提倡母乳喂养，乳食定时定量，按时按序添加辅食，供给多种营养物质，以满足小儿生长发育的需要。

（2）合理安排小儿生活起居，保证充足的睡眠时间，经常户外活动，呼吸新鲜空气，多晒太阳，增强体质。

（3）纠正不良饮食习惯，避免过食肥甘滋补、贪吃零食、饥饱无常。

（4）发现体重不增或减轻，食欲减退时，要尽快查明原因，及时加以治疗。

2. 调护

（1）加强饮食调护，饮食物要富含营养，易于消化，婴儿添加辅食不可过急过快，应由少及多、由稀至稠、由单一到多种，循序渐进地进行。

（2）保证病室温度适宜，光线充足，空气新鲜，患儿衣着要柔软，注意保暖，防止交叉感染。

（3）病情较重的患儿要加强全身护理，防止褥疮、眼疳、口疳等并发症的发生。

（4）定期测量患儿的体重、身高，以及时了解和分析病情，评估治疗效果。

十一、营养性缺铁性贫血

Q80: 铁元素在体内如何代谢? 与血液的生成与运输有怎样的关系?

人体中的每个组织和器官都需要氧气才能正常工作，经过肺泡的气体交换，富含氧气的新鲜血液从肺部运送氧气至全身各处。血液含有各类血细胞，它们各司其职，其中负责运输氧气的是红细胞，而红细胞中的血红蛋白是氧气结合的重要位点。血红蛋白是高等生物体内负责运载氧的一种蛋白质，它的存在使血液呈红色。铁元素是血红蛋白合成的原料之一，血红蛋白由四条链组成，两条 α 链和两条 β 链，每一条链有一个包含一个铁原子的环状血红素。当人体缺乏铁元素时，血红蛋白合成减少，因而新生的红细胞内血红蛋白含量不足，细胞质减少，细胞变小。其结合运输氧气的能力降低，不能为各个器官组织提供充足的氧气，进而影响人体的正常功能。

铁元素的来源有二，其一为外源性铁，其二为内源性铁。外源性铁主要来自食物，占人体铁摄入量的 1/3；分为血红素铁和非血红素铁，前者吸收率高于后者。动物性食物含铁量高且为血红素铁，吸收率为 10% ～ 25%；母乳与牛乳含铁量均低，但母乳的铁吸收率比牛乳高 2 ～ 3 倍。植物性食物中的铁是非血红素铁，吸收率为 1.7% ～ 7.9%。内源性铁是指体内红细胞衰老或破坏所释放的血红蛋白铁，占人体铁摄入量的 2/3，几乎全部被再利用。

正常情况下，每日仅有极少量的铁排出体外。小儿每日铁排出量约为 15μg/kg，约 2/3 随脱落的肠黏膜细胞、红细胞、胆汁由肠道排出，其他经肾脏和汗腺排出，表皮细胞脱落也失去极微量的铁。

胎儿通过胎盘从母体获得铁，以孕后期 3 个月获得铁量最多，平均每日约 4mg。故足月儿从母体所获得的铁足够其生后 4 ～ 5 个月内的需要；未成熟儿从母体获得的铁较少，容易发生缺铁。当孕母严重缺铁，会导致母体转铁蛋白受体的代偿性增加和胎盘摄铁能力的下降，可影响胎儿获取铁。

足月新生儿体内铁的总量约为 75mg/kg，其中 25% 为贮存铁。生后由于"生理性溶血"释放的铁较多，随后是"生理性贫血"期造血相对较低下，加之从母体获得的铁一般能满足 4 个月的需要，故婴儿早期不易发生缺铁。但早产儿从母体获得铁少，且生长发育更迅速，可较早发生缺铁。约 4 月龄以后，从母体获得的铁逐渐耗尽，加上此期生长发育迅速，造血活跃，因此对膳食铁的需要增加，而婴儿的主食人乳和牛乳的铁含量均低，不能满足机体的需要，贮存铁耗竭后即发生缺铁，故 6 个月至 2 岁的小儿缺铁性贫血发生率高。

Q81: 孩子出现什么症状时有可能患上了缺铁性贫血?

甜甜最近出现了奇怪的举动，前天下午甜甜的妈妈去幼儿园接甜甜的时候，班主任李老师说发现 3 岁的甜甜抓着花园里的土疙瘩往嘴里放。这两天甜甜的妈妈仔细观察着甜甜的一举一动，发现甜甜不仅吃土，还吃掉下来的墙皮。这到底是怎么回事啊? 甜甜得什么大病了吗? 怀着忐忑不安的心情，一家人带着甜甜来到了医院。医生详细询问了甜甜平时的饮食习惯，还抽血做了一系列化验，结果很快就出来了，甜甜得的是"营养性缺铁性贫血"。

甜甜出现吃泥土和墙皮的情况便是异食癖的症状，它属于缺铁性贫血引起的消化道症状之一。缺铁性贫血的常见症状有哪些呢?

儿童缺铁性贫血可发生在任何年龄，多见于 6 月龄至 3 岁小儿，大多起病缓慢、隐匿，开始往往不为家长所注意。

缺铁性贫血的一般表现为皮肤黏膜逐渐苍白，主要见于唇、口腔黏膜、甲床和手掌，且常有烦躁不安或精神不振，不爱活动，食欲减退，稍大的儿童可自述疲乏无力。

除此之外，缺铁性贫血还会累及其他系统。消化系统症状多见食欲缺乏，少数患儿有异食癖（如嗜食泥土、墙皮、煤渣等），可有呕吐、腹泻，可出现口腔炎、舌炎或舌乳头萎缩等。当儿童罹患缺铁性贫血时，还可能会出现神经精神变化，如烦躁不安，对周围环境不感兴趣等。在智力测验时发现患儿注意力不集中，理解力降低，反应慢。婴幼儿可出现呼吸暂停现象。学龄儿童在课堂上表现行为异常，如乱闹、不停地做小动作等。当贫血严重时，还可累及心血管系统，可出现心脏扩大和杂音，重者甚至发生心力衰竭。此外，缺铁性贫血还会累及免疫系统，造成免疫力下降，容易感染等。

Q82: 哪类儿童容易罹患缺铁性贫血？

铁元素摄入不足或丢失过量的情况下会出现体内缺铁，前面已经介绍了铁元素在体内的代谢，以下四类儿童最容易出现缺铁的情况，应当格外引起家长的重视。第一类是喂养不当的儿童。喂养不当是儿童出现缺铁性贫血的主要原因，正常新生儿体内铁含量为 70mg/kg，生后 4 ～ 5 个月仅动用储存的铁就可以维持，不需食物中添加。但是由于 1 周岁后生长发育快，血量增加，对铁的需求也增加。此时每天需铁量为 0.6mg。婴幼儿主食为含铁量极低的奶类，如果在生后 4 ～ 5 个月不及时添加蛋类、肉类等含铁高的辅食，就会引起缺铁性贫血。第二类是母亲孕期或哺乳期有严重贫血的儿童。母亲在妊娠期或哺乳期间患有营养不良性贫血，致使新生儿体内铁储备不足。第三类是早产、双胎、低出生体重的婴儿。由于体重偏低、体内的铁储备不足，同时此类婴儿较足月婴儿的生长发育速度更为迅速，如不及时补充含铁丰富的食物，可因铁储备不足和需求量增加而容易发生缺铁性贫血。第四类是患有长期腹泻等疾病的儿童。幼儿长期患有腹泻等慢性疾病引起铁吸收不良，容易发生缺铁性贫血。

根据中医体质学理论，缺铁性贫血多见于气虚质儿童。

气虚质儿童的主要特点：平素气短懒言，语声低怯，精神不振，肢体容易疲乏，易出汗，舌淡红、胖嫩、边有齿痕，脉象虚缓。面色萎黄或淡白，目光少神，口淡，唇色少华，毛发不泽，头晕，健忘，大便正常，或虽便秘但不结硬，或大便不成形，便后仍觉未尽，小便正常或偏多。

血为气之母，气为血之帅，气虚故见血虚；气虚无以运化，气血生化无源，故见气血不足。由于一身之气不足，脏腑功能衰退，故出现气短懒言，语声低怯，精神不振，目光少神；气虚不能推动营血上荣，则头晕，健忘，唇色少华，舌淡红；气血生化乏源，机体失养，则面色萎黄，毛发不泽。

Q83: 孩子得了缺铁性贫血，父母该怎么办？

听医生说甜甜得了贫血，甜甜的妈妈表示不理解，甜甜平时很能吃，小嘴一刻都停不了，比别的孩子还要胖一些，怎么就贫血了呢？医生解释道：光吃得多不行，要想不贫血，最重要的是膳食要平衡、合理，蛋白质含量要丰富，多吃含铁较多的食物，如海带、紫菜、菠菜、芹菜、木耳、西红柿、动物肝脏、动物血、瘦肉、鱼、虾、蛋黄、豆类、红枣和芝麻等，还要常吃水果，提倡用铁锅炒菜。甜甜的妈妈点头表示同意，甜甜平时确实吃零食比较多，一到吃饭的时候反而吃得不多了，而且还有点挑食。甜甜的爸爸继续问道：那该怎么办呢？医生说，首先要改变甜甜的饮食习惯，均衡膳食，同时要适量服用铁剂。经过改善饮食和规律的铁剂治疗，甜甜的缺铁性贫血终于治愈了。

缺铁性贫血的处理遵循两大原则，去除病因和补充铁剂。

首要原则为去除病因，对饮食不当者应纠正不合理的饮食习惯和食物组成，有偏食习惯者应予纠正。如有慢性失血性疾病，如钩虫病、肠道畸形等，应予及时治疗。

铁剂是治疗缺铁性贫血的特效药，有口服铁剂与注射铁剂两种方式，若无特殊原因，应采用口服法给药；二价铁盐容易吸收，故临床均选用二价铁盐制剂。常用的口服铁剂有硫酸亚铁（含元素铁20%）、富马酸亚铁（含元素铁33%）、葡萄糖酸亚铁（含元素铁12%）、琥珀酸亚铁（含元素铁35%）等，同时服用维生素C可增加铁的吸收。牛奶、茶、咖啡及抗酸药等与铁剂同服，均可影响铁的吸收。

去除病因后，铁剂治疗可很快改善贫血症状，血红蛋白一般于2周后明显上升，3～4周达正常水平。值得注意的是，血红蛋白达正常值后，仍需继续服药3～6个月，以补充体内储存铁。其原因在于，补充铁剂首先用于合成血红蛋白，当血红蛋白浓度刚刚恢复正常时，体内的贮存铁尚未得到补充，所以仍需坚持治疗，一般需服小量铁剂2～3个月，直到贮存铁也恢复正常才可停药，以免复发。

除医源补充铁剂外，膳食补充也在铁剂补充中占据重要地位（表3-1）。

表3-1　中国居民膳食铁参考摄入量（mg/d）

年龄（岁）	EAR	RNI	UL	年龄（岁）	EAR		RNI		UL
					男	女	男	女	
0～	—	0.3(AI)	—	11～	11.0	14.0	15.0	18.0	40.0
0.5～	7.0	10.0	—	14～	12.0	14.0	16.0	18.0	40.0
1～	6.0	9.0	20.0	18～	9.0	15.0	12.0	20.0	40.0
4～	7.0	10.0	30.0	50～	9.0	9.0	12.0	12.0	40.0
7～	10.0	13.0	35.0	孕妇（早期）		15.0		20.0	40.0
				孕妇（中期）		19.0		24.0	40.0
				孕妇（晚期）		22.0		29.0	40.0
				乳母		18.0		24.0	40.0

注：EAR：平均需要量；RNI：推荐摄入量；UL：可耐受最高摄入量；AI：适宜摄入量。

母乳中铁含量不高，0～6月龄婴儿所需铁依赖胎儿期铁储备，7月龄后迅速增加的铁需要依赖铁强化辅食和含铁丰富的动物性食物作为辅食补充。动物内脏（特别是肝脏）、血液、鱼、肉类都是富含血红素铁的食品，铁强化奶或米粉是较大婴儿铁的主要膳食来源。深绿叶蔬菜所含铁虽不是血红素铁，但摄入量多，所以仍是中国人膳食铁的重要来源（表3-2）。

表 3-2　常见食物的铁含量（mg/100g）

食物	含量	食物	含量	食物	含量
小麦粉（标准粉）	0.6	蘑菇（干）	51.3	鸭血	35.7
粳米	0.3	红枣	2.3	猪肝	22.6
小米	1.6	豌豆尖	5.1	羊肉	13.7
玉米	1.1	豌豆尖	5.1	猪肉（瘦）	3.0
荞麦面	7.0	紫菜（干）	54.9	牛肉	3.3
绿豆	6.5	桂圆肉	3.9	蛤蜊	22.0
红小豆	7.4	油菜	5.9	蛏	33.6
燕麦	4.7	菠菜	2.9	鸡蛋黄	6.5

　　儿童缺铁性贫血多见于气虚质儿童，饮食调养也可对气虚质有一定的调节作用。脾主运化，为气血生化之源，气虚质儿童的饮食调养可选用具有健脾益气作用的食物食用。如小米、粳米、扁豆、猪肚、黄鱼、菜花、胡萝卜、香菇等。由于气虚者多有脾胃虚弱，因此饮食不宜过于滋腻，应选择营养丰富而且易于消化的食品，亦宜选用补气药膳调养身体。

Q84: 如何预防缺铁性贫血？

　　缺铁性贫血主要的预防措施包括以下 3 个方面：

　　1. 优先母乳喂养，因婴儿对母乳中铁的吸收利用率较高。

　　2. 在婴儿的辅食中添加含铁丰富且铁吸收率高的食物，如瘦精肉、动物肝脏、海鲜等，并注意膳食合理搭配。此外，婴儿若以鲜牛乳喂养，必须加热处理以减少牛奶过敏所致的肠道失血。

　　3. 对早产儿，尤其是非常低体重的早产儿，应自两个月左右开始给予铁剂预防。

　　缺铁性贫血因起病隐匿而易被家长忽视，但贫血会影响多系统的发育和功能，应引起家长的重视。首先从预防做起，优先母乳喂养，并注意膳食均衡以预防缺铁性贫血的发生。同时，多注意观察孩子的举动，发现孩子有相应症状时及时就医，在按时按量补充铁剂的同时调整膳食结构，以达到体内铁元素的代谢平衡，从而改善缺铁性贫血。

十二、夜啼

Q85: 夜啼有什么症状表现？

　　萌萌刚刚5个月，但是近一段时间，每天夜里他都会无缘无故地醒来哭一阵再睡，每晚哭哭睡睡反复几次。萌萌每次醒来爸爸妈妈都尝试喂水、喂奶、安抚等，可萌萌依旧哭闹不止。对此爸爸妈妈十分着急，担心他是不是生病了。

　　婴儿白天能安静入睡，入夜则啼哭不安，时哭时止，或每夜定时啼哭，甚则通宵达旦，称为夜啼。多见于新生儿及6个月以内的小婴儿。

　　新生儿及婴儿常以啼哭表达需求或痛苦，饥饿、惊恐、尿布潮湿、衣被过冷或过热等均可引起啼哭。此时若喂以乳食、安抚亲昵、更换潮湿尿布、调整衣被厚薄后，啼哭可很快停止。

Q86: 为什么孩子会在夜里哭闹不止？

　　引起婴儿哭闹的原因有很多，除环境等因素外，也有疾病的特异性表现。父母应多注意观察婴儿，以寻找哭闹的原因。常见的原因有以下几种。

1. 环境不适

睡眠的地方太嘈杂、太闷热，或衣服包被过多或过少。衣服包被过多是最常见的，尤其是新生儿，家长总认为婴儿容易着凉，所以穿得多又包得很紧，其实婴儿的新陈代谢率较大人高，怕热，所以衣服包被过多造成婴儿燥热，反而睡中易醒。

2. 饥饿

如果婴儿每晚出现固定时间的哭闹，可能与饥饿有关。有些妈妈若没有严格地定时定量哺乳，此时母乳喂养婴儿的奶量不足，或者没有及时添加辅食，婴儿到夜间处于饥饿状态时便会哭闹不止。

3. 惊吓

家长们白天带婴儿到人多嘈杂的公共场所，容易使其受到惊吓，出现半夜哭闹不安的情况。

4. 睡眠时间安排不当

有的婴儿早晨醒得晚，到了午后 2：00～3：00 才睡午觉，或者午睡时间过早，以致晚上提前入睡，半夜睡醒，会出现哭闹不止的情况。

5. 睡前情绪兴奋

如家长们在晚上睡前逗笑或惊吓婴儿，让其情绪突然亢奋而无法入睡，进而哭闹。

6. 维生素 D 缺乏性佝偻病

维生素 D 缺乏性佝偻病好发于 3 月龄至 2 岁的婴幼儿，随发病年龄不同，临床表现不同。初期多见于 6 个月以内，特别是 3 个月以内的婴儿。主要表现为神经兴奋性增高，如易激惹、烦闹等，即可见夜间哭闹。

7. 过敏

很多婴幼儿的过敏表现容易被忽视，但事实上过敏可以表现在皮肤系统、呼吸系统、胃肠道系统等，如果宝宝长期湿疹、拒奶、血便、夜间哭闹，或者将自己耳鼻部位抓伤出血等，此时家长就要考虑孩子是否存在过敏性疾病。

Q87: 孩子夜啼，父母该怎么办?

孩子出现夜啼时，父母应找出其具体原因，并积极处理。

1. 喂养、环境等因素

因喂养、环境等因素导致的孩子不适而夜啼，去除相应因素影响后便可恢复正常。

（1）环境不适　孩子盖得太厚，会使孩子因热而烦躁，出现啼哭；被子盖得太少，寒冷刺激也会使孩子啼哭。床铺得不平或有异物使孩子感到不适，衣服过紧或衣服的系带硌着孩子了，会使孩子哭闹。家长应仔细检查床铺、衣物等，及时排除使孩子不适的原因，孩子感到舒服了，啼哭就会停止。

（2）饥饿　孩子定时的哭闹可能与饥饿有关。母乳喂养的婴儿，不必拘泥喂奶的间隔时间，孩子饿了就进行哺乳；人工喂养的孩子如果经常因吃不饱而哭闹，应考虑适当增加喂奶量。

（3）惊吓　孩子受到惊吓后，晚上会从睡梦中惊醒并啼哭，且伴有恐惧表现。父母应在生活中细心观察孩子，找到让孩子受惊吓的原因。对于受到惊吓的孩子，父母应该多安抚，给予孩子安全感，并且避免让孩子再接触令他们恐惧的事物，慢慢地孩子会安稳入睡。

（4）睡眠时间安排不当　对于此类孩子，应当注意让孩子养成规律的睡眠时间，制定相对稳定的作息时间表，经过一段时间的调整，哭闹会逐渐停止。

（5）睡前情绪兴奋　在孩子入睡前 0.5～1 小时，应让其逐渐安静下来，不可过度地逗弄，使其进入兴奋紧张的状态。可以给孩子讲一些具有优美语言、舒缓情节、美好结局的故事，以促进其入睡。

2. 疾病因素

若是疾病因素导致婴儿夜啼，则应及时去医院进行检查和治疗。以下对相关疾病进行简要介绍，以便帮助家长辨别孩子的哭闹是否由于此类疾病引起。

（1）维生素 D 缺乏性佝偻病 该病是婴幼儿时期的多发病和常见病，是因体内维生素 D 不足使钙、磷代谢紊乱而产生的一种以骨骼病变为特征的全身慢性营养性疾病。近年来，多学科研究对佝偻病有了进一步认识，它既是一种营养缺乏性疾病，又是一种代谢性疾病，除对骨骼的影响之外，还同时影响神经、肌肉、造血、免疫等组织器官的功能。

维生素 D 缺乏性佝偻病好发于 3 月龄至 2 岁的婴幼儿，随发病年龄不同，临床表现亦不同。主要表现为生长最快部位的骨骼改变，并可影响肌肉发育及神经兴奋性的改变。佝偻病的骨骼改变常在维生素 D 缺乏后数月出现，围生期维生素 D 不足的婴儿佝偻病出现较早。重症佝偻病患儿还会出现消化和心肺功能障碍，并可影响行为发育和免疫功能。佝偻病在临床上分为初期、激期、恢复期、后遗症期。

初期：多见于 6 个月以内，特别是 3 个月以内的婴儿。主要为神经兴奋性增高的表现，如易激惹，烦闹，汗多刺激头皮导致婴儿常摇头擦枕，出现枕秃。此期可持续数周或数月，若未合理治疗，可发展为激期。

激期：主要表现为骨骼改变和运动功能发育迟缓。因发病年龄不同而有不同的骨骼畸形表现。

恢复期：以上任何一期经日光照射或治疗后，临床症状和体征均可逐渐减轻或消失。

后遗症期：多见于 2 岁以上的儿童。无任何临床症状，血生化检查正常，X 线检查骨骼干骺端病变消失。婴幼儿期严重佝偻病，可残留不同程度的骨骼畸形。

如果新生儿或 6 个月以内的婴儿出现夜间哭闹且同时出现骨骼及肌肉发育迟缓等问题，应当警惕佝偻病的发生，需及时带孩子就医以明确病情，对症治疗。

机体维生素 D 缺乏是造成本病的主要原因，可由以下多方面因素导致。

①围生期维生素 D 不足：母亲在孕期，特别是孕后期维生素 D 营养不足，

如长期在室内工作、生活，严重营养不良，患肝肾疾病、慢性腹泻，以及早产、双胎均可使婴儿体内维生素 D 贮存不足。

②接触日光不足：日光中紫外线不能透过一般的玻璃窗，婴幼儿长期过多地在室内活动，使内源性维生素 D 生成不足。城市中的高楼建筑可阻挡日光照射，大气污染（如烟雾、尘埃）也可吸收部分紫外线。此外，气候的影响，如冬季日照时间短、紫外线较弱，亦可影响部分内源性维生素 D 的生成。

③维生素 D 摄入不足：因天然食物中含维生素 D 少，婴儿所依赖的母乳中维生素 D 的含量也仅为 20～40 IU/L，出生后未及时补充维生素 D 制剂者易患佝偻病。

④生长速度快：婴儿，尤其是早产及双胎婴儿出生后生长速度快，骨骼生长迅速，对钙、磷和维生素 D 的需求量大，且体内贮存的维生素 D 不足，易发生佝偻病。

对于维生素 D 缺乏性佝偻病的治疗，应合理补充维生素 D，除医源性的补充外，饮食及日常生活的管理也十分重要。婴儿出生后 6 个月应添加富含维生素 D 的辅食，及时添加强化维生素 D 的配方奶。此外，应充分利用自然条件，尽早抱婴儿进行室外活动，尽量多暴露皮肤以便更多接触日光。出生后 2～3 周即可让婴儿坚持户外活动，冬季也应保证每日 1～2 小时户外活动时间。

（2）过敏性疾病 近 30 年来，由于生活方式和生活环境的变化，过敏性疾病的发病率显著上升。资料表明，欧洲儿童过敏性疾病的发病率为 25%～30%，其中异位性皮炎的发病率为 15%～20%，哮喘的发病率为 7%～10%，过敏性鼻炎与结膜炎的发病率为 15%～20%。据调查，我国 14 岁以下城市儿童哮喘的发病率为 0.12%～3.44%。其他过敏性疾病国内尚无确切的统计数据，但临床上患过敏性疾病的儿童越来越多。

2000 年欧洲过敏与临床免疫学会将过敏定义为由肯定的或高度可疑免疫

机制介导的高敏反应；而另有一些非免疫机制（或未经证实的）介导的超敏反应，称为非过敏性高敏反应。通常所说的过敏性疾病包括异位性皮炎（湿疹）、哮喘、过敏性鼻炎、过敏性结膜炎、食物过敏、药物过敏、蜂毒过敏等。大多数过敏反应由 IgE 介导，也有一些过敏反应是由 IgG、免疫复合物、细胞介导。

过敏性疾病的发生过程有一定的规律。婴儿在出生后的第 1 年内出现的过敏问题主要是对牛奶、鸡蛋、豆类、鱼、虾等食物过敏，表现为异位性皮炎（湿疹）、腹泻、呕吐、喂养困难、肠绞痛等。随着年龄增长，哮喘、过敏性鼻炎、过敏性结膜炎逐渐成为主要问题，患儿出现对尘螨、花粉、宠物皮屑等吸入性过敏原敏感。这一过程称为过敏进程。

食物过敏是婴幼儿最早出现的过敏性疾病，与婴幼儿免疫系统发育不成熟、口服耐受未完全建立、消化道黏膜屏障通透性大、肠道菌群未完全建立有关，也与婴幼儿时期食源性蛋白质暴露时机、途径、剂量有关。

婴幼儿不会说话或表达，不舒服时的表现大多为哭闹，所以需要父母格外关注孩子的举动和其他异常，如腹泻、恶心呕吐、皮肤红疹、不明原因的咳嗽等，结合孩子经常哭闹的情况，可能是孩子出现了过敏症状，需要及时就医。

3. 体质因素

若逐一排除了以上的病理、喂养及环境等因素，孩子依然存在哭闹的行为，家长可以判定孩子的体质类型，进而通过一些简单的食疗、推拿及外敷手段进行调养。夜啼多见于阳虚及湿热质的孩子。

（1）阳虚质

体质特点：啼哭时哭声低弱，时哭时止，喜欢睡觉时蜷曲身体，喜欢被按摩腹部；手脚偏凉，吸吮乳汁的时候无力，食少，大便溏薄，小便较清，面色青白，唇色淡红。

此类孩子多由于先天不足或后天喂养不当、受寒受冷等原因而导致脾阳受损，寒凝气滞。可选用外治法、艾灸、推拿等疗法。

①外治法：艾叶、干姜粉适量，炒热，用医用纱布包裹，待放置温度适宜后，烫熨腹部，从下往上，反复多次；或用丁香、肉桂、吴茱萸等量，研细末，置于医用纱布上，贴于脐部。

②艾灸法：将艾条燃着后在脐部周围温灸，家长可用小臂内侧感受温度，判断调节艾灸高度，以皮肤潮红为度，及时掸落艾灰，避免掉落烫伤皮肤。每日 1 次，连续灸 7 日。

③推拿疗法：揉按安眠、足三里、关元穴。

④饮食调养：饮食调养对阳虚质孩子的调养也非常重要。以下的膳食适用于阳虚质症见夜啼时的调养。

生姜红糖茶：生姜 3 片，红糖适量，以开水冲泡。

桂心粥：大米 60g，煮粥，粥半熟入桂心末 5g。

葱白粥：糯米 60g，生姜 5 片，捣烂，加葱 5 根，煮粥，粥熟后加米醋 5mL。

（2）湿热质

体质特点：宝宝啼哭时哭声较响，见灯尤甚，哭时面赤唇红，烦躁不宁，身上腹部皮温偏高，大便偏干，小便偏黄。

此类孩子多因先天禀赋或后天素体蕴热，热入心经，神明被扰所致。可选用推拿手法结合食疗干预调养体质。

①推拿疗法：揉按百会、安眠、小天心、内关、神门穴。

②饮食调养

生地黄粥：大米熬粥，以生地黄榨汁，取生地黄汁 150mL，加入白粥内，搅拌后食用。

赤小豆粥：赤小豆与大米等量熬粥。

Q88: 如何预防夜啼?

婴幼儿夜间啼哭的原因多发,多见于多种环境及养护等因素,而这些因素多可以在日常养护中避免。因此,本病的预防十分重要。

预防措施:要注意防寒保暖,但也勿衣被过暖;孕妇及哺乳期妇女不可过食寒凉及辛辣热性食物,勿受惊吓;不可将婴儿抱在怀中睡眠,营造舒适的睡眠环境,养成良好的睡眠习惯。

婴幼儿夜间哭闹,可能是由于喂养、环境、原发疾病等多种原因,家长要多注意观察孩子的举动,情绪,皮肤、消化及呼吸系统的异常,以明确宝宝哭闹的原因,予以对症处理。

十三、汗证

Q89: 出汗有什么作用和意义?

汗液是由汗腺分泌的液体。排汗是常见的生理现象,天气闷热时出汗,心情紧张急躁时也出汗。出汗具有调节体温、蒸发散热的功能,也是情绪的一种反应。汗液中水分占99%以上,其余为固体成分,主要是氯化钠、钾、镁、钙、乳酸、尿素氮等。医学上把出汗分为温热性出汗和精神性出汗,其支配中枢在大脑皮层和脊髓。

出汗分为主动和被动两种。被动是指由于天气闷热、心情烦躁等原因导致排汗;主动出汗是指人体运动时出的汗,是人体通过水分的蒸发而带走体内热量,调节体温的生理活动。

相对于成人来说,婴幼儿的皮肤含水量较大,皮肤表层微血管分布也较多,并且活动量又大,新陈代谢旺盛,所以由皮肤蒸发的水分也多。再者,由于汗腺的分泌是受自主神经调节，婴幼儿的神经内分泌调节功能相对较差，大脑皮层对自主神经的抑制功能差，所以，婴幼儿对出汗的自我调节能力比较差。即使在晚上睡眠时，自主神经依然处于兴奋状态，所以在孩子入睡时也容易出汗。

Q90: 什么是汗证?

小儿汗证是指小儿在安静状态下，正常环境中，全身或局部出汗过多，甚则大汗淋漓的一种病证，多见于 5 岁以内的儿童。

小儿汗证有自汗、盗汗之分。盗汗是指睡中出汗，醒后汗止；自汗是指无论入睡或是清醒都会无缘无故地出汗。小儿汗证多自汗、盗汗并见。

Q91: 西医学认为汗证主要的病因是什么?

西医学认为，小儿汗证多见于自主神经功能紊乱、维生素 D 缺乏性佝偻病等。

自主神经系统是内脏神经纤维中的传出神经，也称自律神经，自主神经系统掌握着性命攸关的生理功能，如心脏搏动、呼吸、消化、血压、新陈代谢等。自主神经系统作为一个控制系统，很大程度上是无意识地调节身体功能，如心率、消化、呼吸速率、瞳孔反应、排尿、性冲动等。人类的自主神经系统由交感神经和副交感神经两大系统组成，主要支配心肌、平滑肌、内脏活动及腺体分泌，受大脑皮质和下丘脑的支配和调节，不受意志所控制，所以称为自主神经。人体在正常情况下，功能相反的交感和副交感神经处于相互平衡制约中，在这两个神经系统中，当一方起正作用时，另一方则起副作用，很好地平衡、协调和控制身体的生理活动，这便是自主神经的功能。如果自主神经系统的平衡被打破，便会出现各种各样的功能障碍。

自主神经系统支配内脏器官（消化道、心血管、呼吸道及膀胱等）及内分泌腺、汗腺的活动和分泌，并参与调节葡萄糖、脂肪、水和电解质代谢，以及体温、睡眠和血压等。当交感神经功能降低或副交感神经功能亢进时，表现为瞳孔缩小、唾液分泌增加、心率减慢、血管扩张、血压降低、胃肠蠕动和消化腺分泌增加、肝糖原储存增加，以增加吸收功能，膀胱与直肠收缩，促进废物的排出。当副交感神经功能降低或交感神经功能亢进时，则表现为瞳孔扩大、眼裂增宽、眼球突出、心率增快、内脏和皮肤血管功能收缩、血压升高、呼吸加快、支气管扩张、胃肠道蠕动分泌功能受抑制、血糖升高及外周血容量增加等。

如果发现孩子在异常汗出的同时伴有其他系统的症状，应及时到医院进行相应检查，以排除器质性病变，明确病因，对症治疗。

维生素 D 缺乏性佝偻病在"夜啼"部分已详述，这里不再重复。

Q92: 孩子出现异常汗出，父母该怎么办？

1. 自主神经功能紊乱

若检查后，明确诊断为自主神经功能紊乱，应及时采取治疗措施。该病的治疗分为药物治疗和一般治疗两部分。

（1）药物治疗 服用调节自主神经功能的药物，如维生素 B_1 和谷维素等，应根据医生建议用药。

（2）一般治疗 非药物治疗占据该病治疗的重要部分。家长们要注重孩子的心理健康，减轻孩子的压力。在现今社会，对孩子的要求越来越高，课业压力十分严峻。家长应该多关注孩子的心理动向，多和孩子沟通，适时适当地对孩子进行疏导，以缓解孩子的心理压力。多带孩子参加户外活动，如爬山、露营等，在新鲜的活动中还能结识新的小伙伴，有助于孩子乐观而积极地对待生活。同时，应帮助孩子形成规律的作息时间，避免熬夜等不良生活习惯的养成。

2. 体质调养

若排除生理性因素如运动、衣被过多、情绪激动等，以及病理性因素如自主神经功能紊乱、维生素 D 缺乏性佝偻病等，仍在正常环境中的安静状态下出现局部或全身出汗过多，则应考虑为偏颇体质导致的汗出过多，可通过调理体质来帮助孩子恢复健康。

汗证多见于气虚质的小儿，以自汗为主，或伴有盗汗，出汗多集中于头颈、胸背部，稍动可见汗出过多；精力不足，和其他小朋友相比容易疲劳，且较健康儿童容易感冒发烧。

气虚质适宜食补，可多食具有健脾补气的食物。具体食材推荐如下。

（1）粳米性平，味甘，能补中益气。清代王孟英把粳米粥誉为"贫人之参汤"。

（2）牛肉性平，味甘，有益气血、补脾胃、强筋骨的作用。鸡肉性温，味甘，有温中、益气、补精、养血的功效。

（3）水果当中，樱桃性温，味甘，既能补气补血，又能补脾补肾。《滇南本草》记载：樱桃治一切虚证，能大补元气。葡萄性平，味甘酸，是一种补气血的果品。除有益气作用外，古代医药文献还认为葡萄有健脾胃、益肝肾、强筋骨的作用。

此外，还有小米、黄豆、鹌鹑蛋等，都是适合气虚体质者食用的。除饮食调养外，气虚质的小儿应适量运动，以柔和的运动形式为宜，如散步、慢跑等。平时可按摩或艾灸足三里穴，能健脾益气，强身健体，改善气虚质。

3. 汗证的外治法

外治法对于汗证患儿也颇有效果。对于夜里睡着后出汗的孩子，可选用五倍子，磨粉后以温水或醋调成糊状，置于医用纱布上，临睡前敷于脐中。对于无论早晚均出汗的孩子，可采用煅龙骨、煅牡蛎磨粉，适时扑于肌表。

十四、注意缺陷多动障碍

Q93:"多动症"是不是一种病?

好动是孩子的天性,孩子通过触摸去感受和了解这个世界。但注意缺陷多动障碍(曾用名"儿童多动症")会影响孩子的学习、行为调控、社会适应和自尊,且极易导致犯罪,给儿童及其家庭和社会造成巨大的影响。如何区分孩子的好动是正常的生理性活动还是病理性的呢?

在许多幼儿园里,总会有那么一两个孩子无法适应集体的生活。他们活动过多,坐不住,不听老师劝告,整天无目的地东走西跑,想要干什么就干什么。吃饭洒一地,午睡时翻来覆去,难以入睡。脑子反应并不迟钝,可就是不能静下心来听课,不肯好好学习。

这样的孩子上了小学后,表现更为突出:上课坐不住,听课听不进,注意力不集中,小动作不停,爱大声说笑,逗惹同学;下课铃一响,就如脱缰的野马一样,乱跳乱跑,满头大汗,惹是生非;做事冲动,常打扰或干涉别人的活动,或与小伙伴产生冲突,因为鲁莽而给自己或他人带来伤害;而且情绪常不稳定,容易过度兴奋,也容易无缘由地发脾气。这些孩子看起来并不笨,但由于注意力不集中,不能专心听讲,所以学习成绩较差。有的天资较好,对一、二年级的功课尚能应付,并能取得较好的成绩;但随着年级升高,学习难度加深,则成绩出现波动,然后逐步下降,最后出现不及格,甚至要留级。

父母和老师为这些孩子伤透了脑筋,有的聘请家庭教师,有的还采取"棍棒教育",都无济于事;抓得紧一些,成绩可能会暂时好些,但是好景不长,不久又依然如故。

其实,以上这些就是"多动症"儿童的典型表现。

1. 定义

注意缺陷多动障碍是指发生于儿童时期，与同龄儿童相比，以明显注意集中困难、注意持续时间短暂、活动过度或冲动为主要特征的一组综合征。

2. 临床表现

注意缺陷多动障碍的主要临床表现分为注意障碍、活动过度、好冲动、认知障碍和学习困难及情绪行为障碍 5 个部分。

（1）注意障碍　主要表现为患儿注意力集中时间短暂，注意力容易分散，常不能把无关的刺激过滤掉，对各种刺激都会产生反应。因此，患儿在听课、做作业或做其他事情时，注意力常常难以保持持久，多发愣走神；经常因周围环境中的声音而分心，并东张西望或接话茬；做事往往难以持久，常常一件事未做完，又去做另一件事；难以始终地遵守指令，完成要求完成的任务；做事时也常常不注意细节，常因粗心大意而出错；经常有意回避或不愿意从事需要较长时间集中精力的任务，如写作业，也不能按时完成这些任务。患儿还常常丢三落四，遗失自己的物品或忘记事情；说话时也常常心不在焉、似听非听等。

（2）活动过度　与同龄、同性别大多数儿童相比，患儿的活动水平超出了与其发育相适应的应有水平。活动过度多起始于幼儿早期，但也有部分患儿起始于婴儿期。在婴儿期，表现为格外活泼，爱从摇篮或小车里向外爬；当开始走路时，往往以跑代步；在幼儿期后，表现为好动、坐不住，爱登高爬低、翻箱倒柜，难以安静地做事，难以安静地玩耍。上学后，因受到纪律等限制，患儿表现更为突出：上课坐不住，在座位上扭来扭去，小动作多，常常玩弄铅笔、橡皮甚至书包带，上课说话，甚至下座位；下课后招惹同学，话多，好奔跑喧闹，难以安静地玩耍。进入青春期后，患儿小动作减少，但可能主观感到坐立不安。

（3）好冲动　患儿做事较冲动，不考虑后果。常常会不分场合地插话或打断别人的谈话；经常打扰或干涉他人的活动；老师问话未完，会经常未经允许而抢先回答；常常登高爬低而不考虑危险；常常因鲁莽给他人或自己造成伤害。患儿情绪也常常不稳定，容易过度兴奋，也容易因一点小事而不耐烦、发脾气或哭闹，甚至出现反抗和攻击行为。

（4）认知障碍和学习困难 部分患儿存在空间知觉障碍、视听转换障碍等。虽然智力正常或接近正常，但由于注意障碍、活动过度和认知障碍，常常出现学习困难，学业成绩常明显落后于智力应有的水平。

（5）情绪行为障碍 部分患儿因经常受到老师和家长的批评及同伴的排斥而出现焦虑和抑郁，有 20% ～ 30% 的患儿伴有焦虑障碍，该障碍与品行障碍的同病率高达 30% ～ 58%。

Q94: 为什么孩子会得"多动症"？

虽然注意缺陷多动障碍是目前儿童期一种比较常见的疾病，人们对此病也进行了多年的研究，但令人遗憾的是，至今有关该病的病因仍未能完全了解。不过目前国内外的学者一般都认为，注意缺陷多动障碍的发病是由多种因素共同作用的结果，而非单一的因素，这些因素包括遗传、生物、社会心理等。

1. 遗传因素

目前研究表明，注意缺陷多动障碍与遗传因素有关，遗传度为 0.75 ～ 0.91，遗传方式尚不清楚，可能为多基因遗传。分子遗传学研究表明，该疾病和多巴胺及去甲肾上腺素受体基因的多态性有关。

2. 神经生理学因素

注意缺陷多动障碍患儿脑电图异常率高，主要为慢波活动增加。脑电图功率谱分析发现慢波功率增加，α 波功率减小、平均频率下降。提示该障碍患儿存在中枢神经系统成熟延迟或大脑皮质的觉醒不足。

3. 轻微脑损伤

母孕期、围生期及出生后各种原因所致的轻微脑损伤可能是部分患儿发生注意缺陷多动障碍的原因，但没有一种脑损伤存在于所有该障碍患儿，也不是所有有此损伤的儿童都存在这一障碍，而且许多患儿并没有脑损伤的证据。目前认为，早产、低体重、缺血缺氧性脑损伤、脑膜（脑）炎、脑外伤、甲状腺功能不全与该疾病有关。

4. 神经生化因素

有研究表明，注意缺陷多动障碍可能与中枢神经递质代谢障碍和功能异常有关，包括多巴胺和肾上腺素更新率降低、多巴胺和去甲肾上腺素功能低下等。

5. 神经解剖学因素

磁共振研究报道，注意缺陷多动障碍患儿存在胼胝体和尾状核体积的减小。功能核磁研究报道，该障碍患儿尾状核、额区、前扣带回代谢减少。

6. 心理社会因素

不良的社会环境、家庭环境，如经济过于贫穷、父母感情破裂、教育方式不当等均可增加儿童患注意缺陷多动障碍的危险性。

此外，注意缺陷多动障碍可能与锌、铁缺乏，血铅增高有关。食物添加剂可能增加儿童患该障碍的危险性。

Q95: 孩子得了"多动症"，父母该怎么办？

若发现孩子出现"多动"的情况，父母应及时带孩子到医院就诊，以明确诊断，及时治疗。

注意缺陷多动障碍的治疗分为药物治疗和非药物治疗两大部分。单纯的"多动症"只占临床患儿的1/3，大部分患儿共患其他精神障碍，所以在此病的治疗中，非药物治疗占很大的一部分。在接受常规治疗的同时，采用推拿、体质调养等方法，有助于患儿的恢复。

1. 推拿疗法

家长可以进行简单的推拿疗法以缓解患儿的症状，补脾经，揉按内关、神门、百会、足三里、心俞、肾俞、命门穴，捏脊，摩腹，擦督脉、膀胱经第一侧线。

2. 体质调养

注意缺陷多动障碍多见于阴虚质及气虚质的患儿，不同体质的患儿可予以特殊的体质调养，帮助病情向愈。

（1）阴虚质　患儿多动，难以安静做事，性格急躁易怒，冲动任性，情绪难以自控，注意力不集中，难以静坐；或有记忆力欠佳、学习成绩低下，或有遗尿、腰酸乏力，或有手脚心发热汗出、盗汗、大便秘结。

阴虚质的形成多与先天禀赋有关。在日常生活中给予滋补阴液的食物可以改善阴虚质。如芝麻、糯米、百合、绿豆、豆腐、蜂蜜、牛奶、鸭肉、猪皮、枸杞子、甘蔗、银耳、桃子等，在饮食中添加此类食物可以改善孩子的阴虚状况，帮助缓解多动的症状。

（2）气虚质　患儿神思涣散，注意力不能集中，常述疲乏，形体消瘦或虚胖，多动而脾气不暴躁，言语冒失，做事有头无尾，睡眠不踏实，记忆力差，伴有自汗盗汗，多见挑食且吃得偏少，面色无光泽。

气虚质患儿最适宜食补，要多吃一些性平温补，有健脾益气功效的食物。补气的食物有很多，详见"汗证"中相关内容。

3. 日常调养

父母对注意缺陷多动障碍患儿的日常调护也十分重要。父母应充分了解该疾病，从而能够正确地认识和看待孩子的情况，有效地避免与孩子之间的冲突和矛盾，与孩子和谐地相处。亲子关系的改善能够显著缓解患儿的不良情绪，有助于病情向愈。该病的调护主要包括以下几个方面。

（1）关心体谅患儿，对其行为及学习进行耐心的帮助与训练，要循序渐进，不责骂不体罚，稍有进步，给予表扬和鼓励。

（2）训练患儿有规律地生活，起床、吃饭、学习等都要形成规律，不要过于迁就。加强管理，及时疏导，防止攻击性、破坏性及危险性行为发生。

（3）保证患儿营养，补充蛋白质、水果及新鲜蔬菜，避免食用有兴奋性和刺激性的饮料和食物。

Q96：如何预防注意缺陷多动障碍？

注意缺陷多动障碍对患儿、家长和社会的影响巨大，该病的预防十分重要。主要的预防措施包括以下 3 个方面。

1. 孕妇保持心情愉快，营养均衡，禁烟酒，慎用药物，避免早产、难产及新生儿窒息。

2. 注意防止小儿脑外伤、中毒及中枢神经系统感染。

3. 保证孩子有规律地生活，培养良好的生活习惯。

十五、抽动障碍

Q97：什么是"抽动症"？

1. 抽动障碍的概念及特点

抽动障碍（tic disorders，TD），俗称"抽动症"，是起病于儿童或青少年时期，以不自主、反复、突发、快速的，重复、无节律性的一个或多个部位运动抽动和（或）发声抽动为主要特征的一组综合征，属于精神类疾病。

抽动障碍发病的年龄阶段比较广，多见于 5 ～ 10 岁的学龄期儿童。男孩多见，男女比例大约为 3∶1，女孩的抽动症状会更轻微。其抽动的症状通常从面部开始，逐渐发展至颈肩部。随着年龄的增长，病情会有所变化，病情最严重的阶段多见于 10～12 岁。

2. 抽动的分类

抽动是一种不随意的、突然发生的、快速的、反复出现的、无明显目的的、非节律性的运动或发声。抽动不可克制，但在短时间内可受意志控制。抽动包括以下几种：①简单运动抽动：突然的、短暂的、没有意义的运动，如眨眼、耸鼻等。②复杂运动性抽动：稍慢一些的、持续时间稍长一些的、似有目的的动作行为，如咬唇、刺戳动作、旋转、跳跃、模仿他人动作、猥亵动作等。③简单发声抽动：突然的、无意义的发声，如吸鼻、清咽、犬吠声等。④复杂发声抽动：突然的、有意义的发声，如重复特别的词句、重复自己或他人所说的词或句、秽语等。

所有形式的抽动都可因应激、焦虑、疲劳、兴奋、感冒发热而加重，都可因放松、全身心投入某事而减轻，睡眠时消失。

3. 抽动障碍的分类

根据临床表现，抽动障碍可分为以下三种类型：短暂性抽动障碍、慢性运动或发声抽动障碍、发声与多种运动联合抽动障碍（又称抽动－秽语综合征，Tourette 综合征）。

（1）*短暂性抽动障碍* 多起病于 3～10 岁，其中 4～7 岁最多，但也可早到 2 岁。主要临床表现为简单运动抽动，通常局限于头、颈、上肢，少数可出现简单发声抽动。抽动持续时间不超过 1 年。

（2）*慢性运动或发声抽动障碍* 通常起病于儿童早期。主要临床表现为一种或多种运动抽动或发声抽动，但运动抽动和发声抽动并不同时存在。其中以简单或复杂运动抽动最为常见，部位多涉及头、颈、上肢。发声抽动明显少于运动抽动，并以清嗓、吸鼻等相对多见。症状相对不变，可持续数年甚至终身。

（3）发声与多种运动联合抽动障碍 为抽动障碍中最为严重的一型。一般起病于 2～15 岁，平均起病年龄为 7 岁。主要临床表现为进行性发展的多部位、形式多种多样的运动抽动和一种或多种发声抽动，运动抽动和发声抽动同时存在。该障碍症状一般起始于眼、面部单一运动抽动，时有时无，以后逐渐发展到颈部、肩部、肢体、躯干的抽动，并持续存在。抽动形式也从简单到复杂，最后出现秽语。通常发声抽动较运动抽动晚 1～2 年出现，多为简单发声抽动，复杂发声抽动较少，约 15% 的患儿存在秽语。该障碍症状累及部位多，次数频繁，对患儿的情绪、心理影响较大。约有一半患儿伴有强迫症，一半患儿伴有注意缺陷与多动障碍，并有部分患儿伴有自伤行为、情绪障碍或学习困难。

Q98：孩子为什么会得"抽动症"？

抽动障碍的病因目前尚未完全明确，该病病因复杂，可能是遗传、神经生理、神经生化及环境等因素相互作用的结果。

1. 遗传因素

目前有研究表明，抽动障碍与遗传因素有关，但遗传方式尚不明确，可能为常染色体显性遗传，外显率受多种因素的影响而不全。此外，在一些家庭中 Tourette 综合征、其他类型的抽动障碍及强迫症间存在一定的联系，因此提示 Tourette 综合征、其他类型的抽动障碍、强迫症可能为共同的遗传易患病性（易感性）的不同表达。

2. 神经生化因素

抽动障碍与神经生化因素之间的关系非常复杂，且尚无最后定论。患儿可能存在以下异常：①多巴胺活动过度或受体超敏；②苍白球等部位谷氨酸水平增高；③去甲肾上腺素功能失调；④ 5- 羟色胺水平降低；⑤乙酰胆碱不足，活性降低；⑥ γ- 氨基丁酸抑制功能降低；⑦基底节和下丘脑强啡肽功能障碍。目前，最受关注的是兴奋性氨基酸，如谷氨酸和多巴胺系统间相互作用的异常。

3. 脑器质性因素

50% ~ 60% 的抽动障碍患儿存在非特异脑电图异常；少数患儿存在头颅CT的异常，如脑萎缩；部分患儿存在左侧基底节缩小及胼胝体减小，提示患儿可能存在皮质 - 纹状体 - 丘脑 - 皮质通路的异常和脑的侧化异常；PET研究提示患儿存在双侧基底节、额叶皮质、颞叶的代谢过度。

4. 社会心理因素

抽动症的病因复杂，可能与社会心理因素有关。常见的社会心理因素包括家庭环境、学习压力、生活事件等。例如，家庭氛围紧张、父母关系不和、对孩子期望过高、学习成绩压力等都可能增加孩子患抽动症的风险。生活事件如创伤、丧亲等也可能对孩子的心理健康产生负面影响，增加患抽动症的风险。此外，应激可诱发有遗传易感性的个体发生抽动障碍。

Q99：孩子得了"抽动症"，父母该怎么办？

抽动障碍的治疗主要包括药物治疗和心理治疗两部分。

1. 药物治疗

针对抽动症状的有疗效药物是各种神经阻滞剂（神经抑制性药物），主要包括氟哌啶醇、哌咪清、泰必利、可乐定等。针对伴发障碍的治疗，如强迫症，可用舍曲林、氟伏沙明等药物。

2. 心理治疗

抽动障碍患儿的症状无论轻重如何，家庭、社会对其影响都较大，往往易受精神创伤、情绪波动或学习负担过重等因素的影响，故心理行为治疗是药物治疗外非常必要的补充。心理行为治疗包括行为疗法、支持性心理咨询、家庭治疗等。帮助患儿和家长正确认识此病特征，正确看待和处理所遇到的问题（如同学的霸凌、耻笑等），消除环境中对患儿症状产生不利影响的各种因素，改善患儿情绪，增强患儿自信。还要帮助患儿家长和老师理解患儿疾病的性质和特征，分清是疾病的问题而不是孩子调皮、故意做作，以取得他们的合作或支持，从而正确教育、耐心帮助患儿。另外，习惯逆转训练、放松训练等对治疗抽动障碍也有一定的帮助。

抽动障碍患儿应该避免长时间看电视或电脑，特别是恐怖的、惊悚的影视作品。家长要尽可能多地陪伴孩子如多跟孩子聊天，或者是带孩子去户外活动，或和小伙伴多接触交流。

当患儿出现抽动症状的时候，家长要转移孩子的注意力，用另外的事情来替代孩子正在做的事情。比如孩子在看电视时，抽动的症状频繁出现。此时家长可以温和地和孩子说，让他把报纸递过来，或者是跟他聊一聊学校里的新鲜事儿，使孩子从紧张的情绪里面抽离出来。

当患儿出现挤眉弄眼这些抽动的症状时，他的内心会容易感到非常自卑，导致不愿意和别人接触，社会交往时容易退缩，越退缩越自卑，形成恶性循环，进而症状越严重。此时，如果这个时候家长还是没完没了地指责或唠叨，会让孩子更加痛苦，无异于雪上加霜。作为家长，应该给孩子满满的理解和支持，给予关怀和爱，让孩子充满安全感和获得爱。

在日常生活中，家长要多和患儿沟通，了解孩子的心理动向，让孩子能够认识到，父母会和他一起面对疾病。在孩子压力大的时候，比如考试前夕，或是要参加演出/比赛等活动前，父母要及时进行心理疏导，鼓励和支持，尽量减轻孩子的心理压力，从而避免抽动症的发生。

3.体质调养

抽动障碍多见于气郁质的儿童。症见面红耳赤，烦躁易怒，皱眉眨眼，口眼㖞斜，摇头耸肩，发作频繁，抽动有力，口出异声秽语，大便秘结，小便短赤。

对于气郁体质的儿童，父母应多带孩子外出游玩，鼓励孩子多结交朋友；

陪伴孩子看一些喜剧或是节奏轻快的动画片，多听积极明快的音乐，鼓励孩子多阅读积极向上的书籍；陪伴孩子运动，养成运动的习惯；以及帮助孩子养成良好的作息习惯，保证良好的睡眠质量和充足的睡眠时间。以上生活方式的改善，对于纠治气郁者的体质偏颇尤为重要。气郁体质者具有气机郁结而不舒畅的潜在倾向，应多选用具有理气解郁、调理脾胃作用的食物，如佛手、橙子、柑皮、柠檬、玫瑰花、茉莉花、萝卜、蘑菇、豆豉、茴香菜、刀豆、大麦、荞麦、高粱米等；少食收敛酸涩之物，如乌梅、南瓜、泡菜、石榴、青梅、杨梅、草莓、阳桃、酸枣、李子等。

除患病后的积极调护和治疗外，抽动障碍的预防也很重要。平时注意合理的教养，并重视儿童的心理状态，保证儿童有规律性地生活，培养良好的生活习惯；不过食辛辣炙煿的食物或兴奋性、刺激性的饮料。

十六、尿频

Q100: 小儿小便频繁是疾病吗?

今年的端午节，娜娜的姐姐带儿子来北京玩儿。小孩子大概七岁了，游玩儿的过程中总嚷嚷着要尿尿。于是，娜娜劝姐姐抽空带孩子去医院看看，猜测是尿频。姐姐却认为，小孩子的膀胱小，小便频繁是正常现象，没必要去医院。于是，医学出身的娜娜开始给姐姐科普，提醒她有些情况下的小便频繁是不正常的，应加以重视。

尿频是以小便频数为特征的疾病，属于中医学"淋证"范畴，西医儿科以尿路感染和白天尿频综合征最为常见。症状时轻时重，易反复，小便常规检查多无异常，结合临床表现，西医神经性尿频属于中医儿科"尿频"范畴。

正常学龄儿童每天排尿次数在 6 ～ 7 次。神经性尿频是儿科常见的心理行为疾病，患儿年龄一般在 2 ～ 11 岁，多发生在学龄前儿童。

Q101: 小儿尿频一般是哪些原因造成的?

我国中医古代医家、现代医家，以及西医学专家对小儿尿频的认识不尽相同，下面分别进行介绍。

1.中医学对小儿神经性尿频病因的认识

（1）古代、现代医家对小儿神经性尿频病因的认识 神经性尿频属于儿科常见的泌尿系统疾病。常见的中医证型主要分为脾肾气虚、湿热浸淫、肝肾失调、神明失司等。

①脾肾气虚：根据中医学的传统记载，本病主要与肾虚有关，肾虚会导致膀胱失摄，故尿频。本病的发生与脾虚所导致的中气失举也有着密切联系。而脾、肾两脏的亏虚，均主要则之于阳气的亏虚，由于阳不制阴，阴无所制，故而水道不固，则生尿频。

②湿热浸淫：小儿生理病理的特殊性，决定了其肾脏病多由湿热引起，这一因素在本病表现得尤为突出。湿热浸淫，内迫肾脏，由于肾与膀胱互为表里，湿热扰肾，肾气不固，膀胱失约，使水道开阖不利而出现小便频数、清长等症状。

③肝肾失调：本病的病位在膀胱，其病机是膀胱气化失职导致的。但由于肾与膀胱互为表里脏腑，膀胱的气化功能又与肾脏有着密切的联系，肾气能够正常工作，膀胱才可以正常地开阖，尿液才能够进行正常的生成与排泄。肝主疏泄，可以调畅全身的气机，这一功能太过或不及，均会影响肾脏、膀胱的气化功能。因此，本病的治疗应该从肝肾入手，肝气舒畅，全身气机条达，肾气充足，才可以恢复膀胱正常的气化功能。

④神明失司：患儿在心情紧张时会出现不能自主而尿频的现象。因心主

神明，患儿心阴不足，或心火内亢，因而神明失司、情志失控，小肠热迫膀胱而致小便失摄。

2. 西医学对小儿神经性尿频病因的认识

当前的研究结果显示，小儿神经性尿频是一种非感染性病症，主要是因为小儿大脑皮层的发育尚未完善，还不能够像成年人一样完美地调节和控制自身活动，因而引起每日异常性多次排尿的现象。

（1）生理因素 ①小儿大脑皮质还在发育的初期，尚未成熟，对脊髓、初级排尿中枢的抑制能力较弱。②小儿膀胱的内容量较小，膀胱的舒缩调节能力仍欠佳。③小儿自我心理的调控能力欠佳，很容易出现情绪紧张，不能很好地适应周围环境，比如生活环境改变，或者小孩入学心理准备不足，或者被他人寄养等等，都可能使小儿精神紧张，焦虑，出现尿频的症状。

（2）因各种原因导致的微量元素"锌"缺乏 在人体中，微量元素锌与200多种酶的各种活性有关，缺锌会使大脑皮层的功能发生失调，导致大脑皮层对排尿中枢抑制的能力减弱，从而发生尿频。

（3）过度的排尿训练 在婴儿早期，家长对小儿学习排尿的训练方法有些许的不合理，有些家长过早、过多地训练小儿排尿的意愿，导致小儿会产生条件反射，使膀胱稍有尿液产生就会有排尿的意愿，继而出现尿频现象。

Q102: 尿频的易发体质是什么？

尿频主要病位在肾与膀胱，病邪主要为湿热。尿频的发生，多由于湿热之邪蕴结下焦，也可因脾肾气虚，使膀胱气化功能失常所致，或病久不愈，损伤肾阴而致阴虚内热。其表现有因湿热之邪流注下焦者；有因脾肾本虚或肾阴损伤，湿浊蕴结，下注膀胱者。前者以实证为主，后者多虚中夹实。也有因脾肾气虚，气不化水，而致小便频数，淋沥不畅，此乃纯虚之证。

根据以往研究案例分析，小儿尿频者大多为气虚体质、湿热体质等。

Q103: 小儿尿频，父母该怎么办？

小儿尿频因病因不同，治疗方法各异。因本病自身特点，治疗方法一般以心理引导为主，药物治疗为辅。若泌尿道感染经合理抗菌治疗，多数于数日内症状消失、治愈。

若为尿路感染引起的尿频，急性期需卧床休息，鼓励患儿多饮水以增加排尿量，注意外生殖器的清洁卫生。建议患儿父母：①家庭如厕训练，引导婴幼儿从最初的无节制排尿模式逐渐向更具社会性的、有意识的自主排尿模式过渡。②和孩子一起玩一些轻松愉快的游戏，避免精神过度紧张，转移注意力。

1. 生活方式的建议

均衡的液体摄入量和饮食调整；减少刺激性饮食，如咖啡因、碳酸饮料、柑橘、巧克力和辛辣食物；定期排空膀胱和肠道；对因大小便失禁引起的会阴部刺激反应，行皮肤护理。

2. 饮食方面建议

（1）补肾缩尿的食物　如羊肉、山药、韭菜、核桃、鸭肉等，具有调理的效果。多吃富含维生素 A 和维生素 C 的新鲜水果蔬菜。

（2）钾多的食物　尿频会失去大量的钾，多摄入富含钾的食物，如香菇、豆类、核桃等。

此外，通利膀胱的饮食也是很好的选择，可多饮用一些绿豆汤和绿豆粥。

3. 心理疗法

心理疗法适用于大脑皮质、心理发育不成熟，并遭受过一些过严的排尿训练所导致的此类疾病的患儿。此法适合有心理暗示能力的小儿，这些小儿年龄大多在 1 岁以上。用取得配合、控制排尿训练、给予奖励、多加安慰、分散注意力、改善对患儿生理病理因素的态度、协助父母、调整好家庭的关系、寻找培养患儿良好的性格等方法，或者通过威吓法、模仿疗法、认知领悟法、标志奖励法、心理干预法等方法进行心理治疗，均可取得较好的治疗效果。

Q104: 对于小儿尿频，有哪些预防调护方法？

1. 对于症状较轻者，可口服维生素 B_1、维生素 B_6、谷维素等调理。

2. 应减轻小儿的精神压力。比如，考试后家长莫责备或歧视小儿，不可操之过急。在与小儿接触中，应以鼓励诱导为主，注意保护其自尊心。以"多次排尿不是好习惯"等语言暗示他们，陪同小儿多进行互动性游戏，使其保持心情愉快，分散注意力，抑制排尿反射的兴奋性，减少排尿次数。

3. 应注意调整饮食。若摄糖过多，会使血渗透压增高，促成尿液生成，加重病情。家长或老师应用通俗易懂的语言讲明道理，改变小儿的饮食习惯，减少甜食的摄入。

4. 亦可采用耳穴压豆治疗。操作方法：将王不留行籽粘在 0.8cm × 0.8cm 大小的胶布上面贴敷耳中、尿道、内生殖器、神门、缘中、膀胱、肝、肾、耳背肾、脑点等耳穴。双侧对贴，每周换药 1 次，7 次为 1 个疗程。贴敷后由家长每天对患儿所贴耳穴进行按压 7 ~ 10 次，双侧交替进行，按压力度以患儿能忍受为度。

Q105: 针灸对于小儿尿频的治疗效果如何？

对于小儿尿频，可选取培元补肾穴位，从脾肾进行论治。其中关元和中极穴位于任脉，取其补肾气、摄膀胱之功；阴陵泉和三阴交位于脾经，起到健脾益肾功效；取足三里穴可强身壮体。西医学认为，小儿大脑皮质的发育尚未完善，对初级排尿中枢的抑制能力较弱。头皮针足运感区位于头部特定区域，可调控大脑皮层功能，临床上多用于治疗夜尿、皮质性多尿等。背俞穴是脏腑经气输注于腰背部的腧穴，通过刺激双侧脾俞、肾俞、关元俞和膀胱俞，可健脾土、温肾阳和补肾气，从而约束膀胱，减少尿频症状。以上选穴，上下同调，标本兼治，以补肾温阳为法，达疏通水道、调和阴阳之功效。

然而，患儿多数畏惧针刺，难以接受治疗，易出现哭闹不配合；而艾灸又有烫伤皮肤的风险。如何减少针刺带来的疼痛和不适感，值得深入探讨。"飞针"法是广州中医药大学张家维教授在 10 余年针灸临床实践中总结并倡导的一种快速无痛进针方法。此刺法因进针快速，大多数患者没有痛觉、容易接受而著称。

另外，可以教导患儿简单的放松方法：先绷紧肌肉 10 秒再放松，如此重复 10 次；使用腹部深呼吸，而非胸部浅呼吸。向患儿解释神经性尿频与紧张焦虑的关系，使其认清病情及自身紧张的心理，学会通过自我调节，克服困难。

十七、遗尿

Q106：小儿夜间尿床是正常现象吗？

最近，小磊的妈妈很焦虑，因为小磊今年已经 5 岁了还在尿床。姥姥却觉得妈妈多虑了，对她说："小孩子尿个床不是事儿，你小时候也这样，再长大点就好了，不用急。"为此，小磊的妈妈特意挂号并咨询了当地儿童医院泌尿外科吴主任。吴主任告诉她："5 岁以上的孩子还频繁尿床，可不是件小事哦！这可能是一种病，要引起重视！"

尿床，学名遗尿症，是一种特殊类型的尿失禁。根据国际小儿尿控协会（International Children's Continence Society，ICCS）的诊断标准，除其他的器质性疾病者（如隐性脊柱裂、尿道畸形、蛲虫感染等）外，无中枢神经系统病变的 5 岁及以上的儿童在睡眠中出现不自主的漏尿现象，每周 ≥ 2 次，并持续 ≥ 3 个月，同时伴有或不伴有日间的下尿路症状，就称为遗尿症。

上例中小磊的姥姥"长大一点，尿床就好了"的说法是不完全正确的。随着年龄的增长，部分遗尿症患儿的确可能自愈，但仍有 1% ～ 2% 的儿童遗尿症症状会持续到成年，且严重程度还会逐渐增加。

Q107: 小儿遗尿症是由什么原因造成的？

根据近年的研究，大多数学者认为引发尿床的罪魁祸首主要与中枢神经系统发育迟缓、睡眠觉醒障碍、抗利尿激素分泌异常、膀胱功能失调、遗传因素等有关，不同儿童遗尿症的发生可能与以上多种因素有关，且不同因素所起的作用程度也不同。

1. 排尿的控制中枢发育不全

排尿是一个复杂的生理过程，受大脑皮质的控制，反射的中枢位于骶髓。正常状况下，当小儿的神经系统发育完全后，大脑皮质中枢会发送排尿控制指令；如发育不全，则持续婴幼儿阶段的排尿状态，出现遗尿。

2. 神经内分泌因素

抗利尿激素（AVP）可降低人体尿量的产生。正常情况下 AVP 于夜间分泌增多，控制夜间尿量。有研究指出，遗尿症患儿日间 AVP 水平与普通儿童无差别，夜间 AVP 的产生是减少的，致使髓袢升支粗段对水、离子的重吸收减少，从而夜间的尿量增多。

3. 尿动力学的因素

因为功能性膀胱容量减少、逼尿肌不稳定与尿道梗阻导致逼尿肌过度收缩而引起。逼尿肌不稳定可致使功能性膀胱容量减少。这类患儿在排尿过程中括约肌与逼尿肌不协调，白天出现尿频、尿急等症状，严重时有湿裤现象，夜间出现遗尿。

4. 睡眠觉醒障碍

遗尿症患儿夜间睡眠过深，有的患儿被错误地诱导到"有一个良好排尿场所"的梦中，并睡梦中排尿。有研究表明，患儿夜间高的唤醒阈是导致夜间遗尿的因素之一。

5. 遗传的因素

研究表明，若父母于儿时皆曾为遗尿症患者，则孩子有 3/4 的患病可能性；若父母于儿时一方患该症，孩子有 1/2 的患病概率。多点基因分析指出，遗尿的基因可能位于 13 号染色体长臂上，为常染色体的显性遗传。

6. 隐性脊柱裂

近年来关于隐性脊柱裂（spina bifida occulta，SBO）和遗尿症的有关研究越来越多。隐性脊柱裂是一种先天性脊柱发育畸形，主要发生于腰骶部，因为神经根受到牵拉与压迫，致使失去对膀胱调控的能力，而出现排尿功能障碍。临床中发现有些患儿伴有 SBO，这些患儿常常尿床症状偏重。同时发现伴随隐裂的患儿常伴随智力发育延迟、精力分散、活动过多等，调查中约50% 的遗尿患者伴发 SBO。

Q108: 小儿遗尿症的易发体质是什么？

根据中医病证诊断疗效标准，遗尿者的证候分类为肾气不足、脾肺气虚、肝经湿热等。可见遗尿者的体质大多为气虚体质、湿热体质。

Q109: 对于小儿遗尿症，主要有哪些治疗方法？

1. 中药内治法

研究发现，很多中草药在治疗遗尿症方面有着显著的效果，这些药物分别具有健脾助运、固肾开窍、宣肺醒脑、固涩止遗等功效，在改善脏腑功能和机体代谢方面起着重要作用。近年来，中医学者在辨证论治的基础上探索出诸多治疗儿童遗尿症的单味药及经验方。

（1）单味药　①用单味醋炒益智仁治疗小儿遗尿症，疗效显著。方法：益智仁 10g，醋炒研末，加白糖或红糖适量，开水调服，连服 10 天。②以麻黄为主药，麻黄和桑螵蛸各 5～10g，生、炙黄芪各 10～20g，连服两周。用于治疗小儿遗尿症。③用鸡内金健脾助运、统摄下焦气化治疗小儿遗尿症。方法：选取生鸡内金，去除杂质，沸水烫软 2 分钟，捞出，0.1% 冷碱水洗净，再以清水反复漂净，低温（50℃）干燥后粉碎，可适量加红糖以矫其腥味。每日 2 次，每次 5g，开水冲服，临床疗效满意。

（2）经验方　除上述单方药以外，从古至今各医家还研制出治疗遗尿的经验名方。如《医方考·小便不禁门》所记录的缩泉丸，其曰："乌药辛温而质重，重者坠下，故能疗肾间之冷气。益智仁辛热而色白，白者入气，故能壮下焦之脬气。脬气复其天，则禁固复其常矣。"缩泉丸是临床应用十分广泛的古方，不仅在汤剂中多有加减化裁，还制成了各种形式的中成药。

现代医家也有不少治疗小儿遗尿症的经验方。如李君针对小儿遗尿的主要病机脾肾不足，以健脾益气为主，辅以固肾开窍为治则，自制固泉止遗丸，疗效稳定。陈永辉等针对儿童遗尿症，着眼于肾、脾、肺三脏功能失调的病机，以补肾温阳、健脾益气、宣肺醒脑、固涩止遗为治疗原则，组成补肾止遗方，效果良好。

2. 针灸疗法

（1）针刺疗法

①运用头针结合体针治疗小儿遗尿症。主穴：取顶中线（从督脉百会穴至前顶穴之间的连线）、关元、三阴交、肾俞、中极、膀胱俞。配穴：肾阳不足，配太溪、命门以温肾壮阳，用捻转补法；肺脾气虚，配肺俞、脾俞、足三里，用捻转补法补肺健脾，约束水道。结果：临床治愈（不再遗尿，症状完全消失，且随访半年以上未见复发）85 例，占 94.44%；显效（遗尿次数明显减少，多能自醒起床排尿，但偶有发生遗尿者）5 例，占 5.55%。

②用针灸治疗小儿原发性遗尿症，取左右天枢、中极、关元、百会穴，临床疗效显著。刺法：除百会穴为斜刺外，其他均用直刺法，留针 1 小时，不行针。

③用"烧山火"补法，针刺太溪、太冲穴治疗小儿遗尿，取得良好疗效。

（2）灸法　古籍对灸法的使用有大量记载。如《备急千金要方·少小婴孺方下·小儿杂病》记载了通过灸法治小儿遗尿，曰："灸脐下一寸半，随年壮。又方：灸大敦三壮。"《备急千金要方·消渴淋闭方·淋闭》又载："遗尿失禁，出不自知，灸阴陵泉，随年壮。遗溺，灸遗道、挟玉泉五寸。又灸阳陵泉。又灸足阳明，各随年壮……尿床，垂两手两髀上，尽指头上有陷处，灸七壮。又灸脐下横纹七壮。"治疗本病时在患儿神阙穴上放纱布，添满盐，盐上放艾炷，患儿如觉烫时则把纱布移开，灸完 1 壮，只换艾炷不换盐，共灸 3～5 壮，每日 1 次，10 次为 1 个疗程，疗程间隔 2 日，共观察 2 个疗程，随访 1 个月。结果：有效率为 94.73%。

3. 推拿疗法

（1）揉按百会　百会穴位于头顶正中线与两耳尖连线的交点处。操作时，术者用拇指端按揉此穴 30～50 次。有安神镇惊、升阳举陷的作用。常用于治疗遗尿、脱肛等疾病。

（2）补肾经　肾经穴位于小指末节螺纹面。操作时，从患儿指根推向指尖，推100～500次。具有补肾益脑、温养下元的作用。常用于治疗先天不足、久病体虚、肾虚久泻、遗尿等。此穴多与揉肾俞合用。

（3）补小肠　小肠穴位于小指尺侧边缘，自指尖到指根成一线。操作时，自指尖推向指根，推100～500次。具有温补下焦的作用。常用于治疗下焦虚寒、多尿、遗尿等。

（4）揉丹田　丹田穴位于小腹部，脐下2寸与3寸之间。操作时，揉此穴100次。具有培肾固本、温补下元、分清别浊的功效。常用于治疗小儿先天不足、疝气、遗尿、脱肛等。

（5）揉三阴交　三阴交穴位于内踝高点直上3寸，胫骨内侧面后缘处，为足三阴经之交会穴。操作时，以拇指或食指、中指的螺纹面着力，用力按揉20～50次，有通血脉、活经络、疏下焦、利湿热、通调水道之功效，亦能健脾胃、助运化。主要用于治疗泌尿系统疾病，多与揉丹田配合治疗遗尿。

（6）证型加减

①肾阳不足：证见平素小便清长，四肢不温，畏寒怕冷，精神萎靡，大便可见食物残渣，苔白滑，指纹淡红。可加用揉外劳宫、一窝风以温补肾阳，散寒制水；推三关以益气升阳。

②脾肺气虚：证见尿频而量少，神疲声低，食少，多汗，易感冒，舌淡苔白，指纹淡红。可加用补脾土、补肺金以补益肺脾，揉外劳宫以培元固本。

③肝经湿热：证见尿黄，尿浑浊，小腹胀痛，尿道灼热，睡卧梦语，烦躁，舌边红，苔黄腻，脉滑数，指纹紫滞。可加用清肝、退六腑以清肝泄热，清板门以清热利湿，揉小天心以安神除烦。

4.电针、耳穴、贴敷疗法

（1）电针疗法　对儿童遗尿症有良好的疗效。采用电针针刺百会、四神聪、双侧会阴、双侧肾俞穴进行治疗，待针刺得气后用电针将同一组导线连接同一侧的肾俞、会阴穴，正极在上，负极在下，选疏波，电流量由小及大，以患儿能耐受为宜。结果：电针可显著提高治疗小儿遗尿的临床疗效，值得临床推广运用。

（2）耳穴疗法 取肾、膀胱、遗尿点、兴奋点、脑点、肺、脾耳穴。操作方法：将1粒王不留行籽粘在胶布中，贴于双侧耳穴上，用手指按压籽粒，使局部有明显胀、热、痛感。

（3）贴敷疗法 穴位贴敷治疗小儿遗尿症疗效良好。操作方法：益智仁15g，远志10g，石菖蒲10g，覆盆子15g，茵陈15g，吴茱萸15g，肉桂15g，白果5g。上药烘干后研细末，每天以醋调糊，放于敷料贴上，制成铜钱大小，进行穴位贴敷。主穴选取肾俞，配穴还可加神阙、关元。

5. 中西医结合疗法

有研究采用中西医结合疗法治疗儿童遗尿症，取得较好的临床疗效。对照组采用纯西医治疗。治疗组采用中西医结合疗法：西药口服甲氯芬酯胶囊（每次0.1g，每天2～3次），或服用甲氯芬酯（每次0.1g，每天2次），睡前1小时给予山莨菪碱片（小于6岁予7.5mg，大于6岁予10mg）；结合中医辨证分型治疗，肾气不足采用桑螵蛸散加减，肺脾气虚采用补中益气汤加减，肝经湿热采用龙胆泻肝汤加减。结果：与纯西医治疗相比，中西医结合治疗可缩短病程，且不良反应少，不易复发。

6. 行为疗法

（1）膀胱功能训练 嘱患儿白天可以适当多饮水。锻炼孩子可适当憋尿，从而延长两次排尿的间隔时间。鼓励患儿在每次排尿中间尽量做到排尿中断—再排尿—再中断，每次中断时自己从1数到10，然后再把尿排尽，以提高膀胱括约肌的控制能力，达到夜间控制遗尿的目的。

（2）唤醒治疗 可以使用尿湿报警器，此方法必须坚持长期使用，治疗停止容易复发，所以很难推广使用。

总之，小儿遗尿症须及早治疗，若经年不愈，不仅困扰生活，还会妨碍儿童的身心健康，影响发育。

Q110：对于小儿遗尿症，有哪些预防与调护方法？

1. 坚持进行排尿训练，定时唤醒患儿，以免其在熟睡中排尿。

2. 临睡前两小时最好不饮水，少吃或不吃流质食品。睡前尽量排空小便。

3. 培养良好的生活习惯，避免过度紧张和疲劳。

4. 对遗尿患儿不能打骂和歧视，要耐心教育和引导，消除其紧张情绪，及时鼓励进步。

十八、过敏性疾病

Q111：小儿常见过敏性疾病有哪些？都有哪些症状呢？

"咳、咳、咳……"近来，家里咳声不断，小娜娜咳嗽一个多月了还不见好，她的妈妈无比烦躁，四处求医，却疗效甚微。今天娜娜的妈妈在看电视节目《健康之路》时，意外听到国医大师王琦教授对过敏体质的介绍。他指出：过敏性疾病是指身体受到外来的过敏原刺激而发生异常的免疫反应，其症状可以表现为器官水平（如皮肤、鼻子、气管、眼睛、胃肠道等）的相关过敏症状，如湿疹、荨麻疹、过敏性鼻炎、支气管哮喘和食物过敏症等。对儿童来说，支气管哮喘、过敏性鼻炎和湿疹最为常见。

娜娜的妈妈灵光一现，孩子的咳嗽是不是应该从过敏的角度治疗呢？于是她带孩子来医院看当地著名的儿科大夫吴主任。通过检测，孩子果然是由过敏引起的咳嗽，怪不得以前按常规感冒治疗，总是不见好。

小娜娜的咳嗽属于过敏性哮喘，经过对症治疗，症状很快得到了好转。其实，在日常生活中，除了过敏性哮喘，小儿常见的过敏性疾病还有食物性过敏、过敏性皮炎、过敏性鼻炎等。

不同部位的过敏，其临床症状也有一定的差异性。如消化道过敏主要表现为反复或持续存在痉挛性的腹痛、腹泻、便血、呕吐、反流等；过敏性皮炎常表现为皮肤红斑、风团伴瘙痒等；过敏性鼻炎常表现为打喷嚏、鼻痒、鼻塞、流鼻涕、眼痒、眼红等；过敏性哮喘常表现为反复发作的喘息、咳嗽、胸闷气促等。日常对小儿的照看中，家长对小儿出现的症状需要多留意，及早判断并对症治疗。

Q112: 过敏性疾病的病因有哪些？

近六成有过敏临床症状的患者无法用现有的过敏性疾病的概念去定义，只能被归类为"类过敏"。庞大的患病人群该如何归类、如何治疗？都值得去深入研究。

过敏通常是与一种称为 IgE 的免疫球蛋白密切相关。当患者接触到过敏原以后，体内会发生一系列反应，使 IgE 水平增高，从而引发各种过敏反应的临床表现。现有的诊断和治疗方法，也都是以这个认识为基础，包括皮肤点刺试验、IgE 血清检测试验和抗 IgE 治疗等。可是在临床上经常会出现用现有概念无法解释的事情。比如经常有患者自述对某样物品过敏，他的全部症状都和过敏性疾病吻合，抗过敏药物治疗也有效。可对他进行检测时，却会显示阴性，没有 IgE 明显增高的表现。按照现有的概念，这就不能被诊断为过敏性疾病，所以西方国家的医生又称此为"类过敏反应"。

有研究表明，肥大细胞或是真"祸首"。相比 IgE 水平升高而言，如聚焦于肥大细胞脱颗粒现象进行诊断，能够囊括更多的过敏性疾病；而从这个角度入手治疗，或许会带来意想不到的效果。

目前比较明确的过敏原主要是吸入性过敏原，如尘螨、霉菌、花粉、动物皮屑、蟑螂等。对于食物诱发的其他过敏性疾病，婴幼儿对牛奶、蛋白过敏最为常见。草木旺盛的秋季也是过敏性疾病，尤其是呼吸道相关疾病，如过敏性鼻炎、过敏性哮喘等的高发季节。中医药对于过敏性疾病有较好的疗效，并且可以通过调理特禀体质来减少过敏疾病的发生。

1. 过敏性哮喘

过敏性哮喘多属中医学"哮病"范畴，是一种突然发作的，以呼吸急促、喉中哮鸣有声，甚则喘息不能平卧为临床特征的疾病，具有反复发作、迁延难愈的特点。对于本病的病因病机，中医学认为主要是由"夙根"（宿痰）内伏于肺，复因外邪、饮食、情志、劳逸等因素引触，致气滞痰阻、气道痉挛而发病。

季节性过敏性哮喘的发生与发展都与中医学的肝、肺功能和"外风引动内风"有关。因此，治疗过敏性哮喘常以调肝理肺、养血祛风为基本原则，根据证型变化选用防风通圣散、小青龙汤、补中益气汤、麻杏石甘汤等作为基本方。

2. 过敏性皮肤病

荨麻疹属中医学"瘾疹""风疹"范畴，是临床最常见的过敏性皮肤病。它主要表现为局部皮肤突起，出现界限清楚、突出于皮肤的红色或白色肿块，伴有瘙痒感，一般可在数小时内消退，病程迁延数日或数月。

本病多因卫外不固、复感风邪所致。实证者，当疏风清热、疏风散寒、清热利湿、凉血解毒祛邪；虚证者，则益气养血、固表扶正为主；虚实夹杂者，以扶正与祛邪并用为原则。根据临床分型，常选用桂枝汤、消风散、当归饮子、玉屏风散等中医经典方剂辨证治疗风寒证、风热证、气血两虚证及肌表不固证。

Q113: 如何治疗过敏性疾病?

1. 避免接触过敏原

采用恰当的方法避免接触已经明确的过敏原,是治疗呼吸道过敏性疾病的有效措施。

(1)保持室内清洁,空气流通,降低湿度;定期清洁空调滤网,使用密闭良好的床板和枕头及防螨床单、枕巾、被褥,每周用热水清洗床单、枕巾,远离毛绒玩具,不用地毯、挂毯。

(2)卧室避免湿度过高,定期监测室内霉菌情况,衣柜内衣物及时晾晒,生活区域使用高效空气过滤器清除霉菌。

(3)在花粉浓度较高的季节注意关窗,减少室外活动时间,户外活动时做好防护措施,如戴口罩或鼻腔涂用微颗粒阻隔剂;室外晾晒衣物、床单时避免花粉沾染。

(4)尽量不养宠物,或避免宠物进入卧室,减少动物皮屑的产生;保持厨房、浴室的干燥;修缮墙体缝隙,使用安全的杀虫剂等控制蟑螂数量。

2. 西医疗法

西医学通过口服或鼻腔吸入药物来治疗过敏性鼻炎,常用药物有抗组胺药、糖皮质激素、抗白三烯药等。虽能在一定程度上缓解症状,但不能根治,且容易复发。同时,运用激素和抗过敏药物还会出现一系列的不良反应,如口干、视物模糊、恶心、便秘等。

3. 中医疗法

中医治疗过敏性鼻炎主要以整体观念为指导,以温肺、健脾、补肾中药为主,在调节患者体质的同时,结合具有抗过敏作用的中药,辨证选用玉屏风散、补中益气汤、小青龙汤、麻黄附子细辛汤、桂枝汤等。通过服用中药、针灸和埋线治疗等方式,可调整过敏体质,配合后面介绍的预防方法,能够减少过敏的发生。

此外，经常按摩一些穴位，可以疏通经络、调节脏腑功能，对改善过敏体质有很大帮助。过敏性鼻炎患者可以按摩迎香、上星、印堂、合谷、鼻通、足三里等穴；过敏性哮喘患者宜选取膻中、肺俞、膏肓、定喘、大椎等穴；荨麻疹患者可选用曲池、合谷、血海、阴陵泉等穴，同时配合大椎、曲池、血海等穴的放血治疗。

过敏性鼻炎、支气管哮喘是治疗效果良好的疾病。经过规范治疗，部分患儿可达到临床治愈。其主要原因在于小儿免疫系统尚未完全发育成熟，具有可塑性。如果不规范治疗，随着孩子年龄的增长，免疫系统发育逐渐完善，可塑性越来越差，治愈的机会就会越来越小。所以，孩子患有过敏性鼻炎或支气管哮喘，治疗越早越好，应争取在青春期前治愈。正规治疗后即使进入青春期仍未治愈，也会由于儿童期的积极治疗而使病情大为好转。

Q114: 如何预防过敏性疾病?

谈到如何预防过敏性疾病，北京协和医院变态反应科主任医师支玉香指出，宝宝湿疹是过敏性疾病的信号，典型的儿童过敏性疾病的发病过程常常是在婴儿期或儿童早期表现为湿疹，在接下来的几年中逐渐发生其他过敏性疾病，如食物过敏、过敏性哮喘、过敏性鼻炎。湿疹是进程的第一步，由于湿疹增加了患其他过敏性疾病的风险，近年来受到越来越多的关注。

什么样的湿疹患儿易并发其他过敏性疾病呢? 多项研究表明，宝宝出生后早期发生的湿疹，尤其是在 6 个月或 12 个月内发生婴幼儿湿疹，将来发生其他过敏性疾病的风险会明显增高。另外，父母有过敏性疾病史的婴幼儿、重症或持续性湿疹患儿、过敏原检测结果阳性（尤其是总 IgE 明显增高）的湿疹患儿，其发展为其他过敏性疾病的风险均明显高于没有过敏家族史、轻度湿疹、间歇性湿疹及过敏原检测阴性的患儿。

在高风险湿疹患儿中，有 1/3 发生过敏性哮喘，2/3 发生过敏性鼻炎。对此，专家建议：

首先，要保护好婴儿皮肤的屏障功能，做好保湿和护肤。

其次，对于母亲孕期的饮食，不但不提倡母亲孕期避免进食易导致过敏的食物，而且研究表明：孕期母亲前 3 个月内多摄入花生，能够使儿童发生花生过敏的风险降低 47%；孕期母亲前 3 个月多摄入牛奶，能够降低儿童发生过敏性哮喘和过敏性鼻炎的风险；孕期母亲 3～6 个月多摄入小麦面食，能降低儿童患湿疹的风险。此外，孕期食用益生菌和益生元有益于预防婴幼儿湿疹的发生。

另外，对于婴幼儿饮食，提倡 4～6 个月全母乳喂养，这样可以降低婴幼儿及儿童患湿疹、牛奶过敏及哮喘的风险。建议婴儿早期补充维生素 D，并且尽可能早添加辅食，尤其对易于过敏的食物，如牛奶、鸡蛋、大豆、小麦、花生、坚果和鱼、贝类海产品，应尽早添加，这样可降低食物过敏发生的风险。

在日常生活调养方面，除了避免接触过敏原，还应从提升自身正气着手，通过坚持规律、适当的体育锻炼增强体质，避免过敏发生。儿童饮食应少盐，多吃新鲜蔬菜水果，多饮水，也可尝试一些食疗方法。例如：①鱼腥草红枣汤：适合寒性体质、虚性体质儿童。食材：鱼腥草（干品）40g，红枣 15 粒。做法：先将鱼腥草洗净，红枣洗净切开。两者加水 3000mL 入锅煮，大火煮沸，小火再煮 20 分钟，滤渣当茶饮。②鱼腥草薄荷茶：适合热性体质、实性体质用。食材：鱼腥草（干品）40g，薄荷叶（干品）5g。做法：先将鱼腥草洗净，加水 3000mL 入锅煮，大火煮沸，小火再煮 20 分钟后放入洗好的薄荷叶，立即关火，焖 5 分钟滤渣即可饮用。鱼腥草具有清热解毒、消肿疗疮、利尿除湿、消炎止痢的功效。现代药理实验表明，鱼腥草有抗皮肤过敏、抗菌、抗病毒、提高免疫力和利尿等作用。

十九、传染性疾病

幼儿园开学才几天，慧慧的嘴巴、手脚、屁股上就长了水疱。慧慧妈妈急忙带着慧慧赶去医院，经检查，原来孩子是得了手足口病。慧慧妈妈感到困惑，孩子在家好好的，为什么刚回到幼儿园就生病了呢？

医生给出了解释，原来都是病毒传播造成的。开学伊始，返校师生短时间内再度聚集，给传染病的流行与传播创造了有利条件，医院感染科门诊收治的水痘、手足口病患儿不断增加，除此之外，腮腺炎患者也明显多了起来。

Q115: 除了手足口病，哪些传染病在儿童中的发病率比较高？

传染病是人类健康的杀手，儿童是传染病的易感和高发人群，若不能及时预防及治疗，易出现各种并发症，预后差。因此，应综合分析儿童常见传染病各方面的特征，对相关知识进行传播和加强预防。对于儿童群体，发病率较高的常见传染病主要有手足口病、流行性腮腺炎、水痘、猩红热、麻疹、传染性单核细胞增多症、流行性脑脊髓膜炎（简称流脑）、流行性感冒。

Q116: 这些儿童传染病的病因是什么？发病时都有哪些症状？

1. 手足口病
手足口病是由肠道病毒引起的传染病，引发手足口病的肠道病毒有 20 多种（型），其中以柯萨奇病毒 A16 型（CoxA16）和肠道病毒 71 型（EV71）最为常见。多发生于 10 岁以下的儿童。

[症状特点] 口痛，厌食，低热，手、足、口腔等部位出现小疱疹或小溃疡，多数患儿 1 周左右自愈，少数患儿可引起心肌炎、肺水肿、无菌性脑膜脑炎等并发症。个别重症患儿病情发展快，导致死亡。

2. 流行性腮腺炎

流行性腮腺炎简称流腮，俗称痄腮。它是由腮腺炎病毒引起的急性、全身性感染，以腮腺肿痛为主要特征，有时亦可累及其他唾液腺。该病是儿童和青少年期常见的呼吸道传染病。该病患者是传染源，直接接触、飞沫、唾液的吸入为主要传播途径。接触患者后 2 ～ 3 周发病。

[症状特点] 常见的并发症为病毒脑炎、睾丸炎、胰腺炎及卵巢炎。腮腺炎病毒属副黏液病毒科。流行性腮腺炎前驱症状较轻，主要表现为一侧或两侧以耳垂为中心，向前、后、下肿大，肿大的腮腺常呈半球形，边缘不清，表面发热，有触痛。7 ～ 10 天消退。本病为自限性疾病，目前尚缺乏特效药物，抗生素治疗无效。一般预后良好。进入青春期的男生要特别注意，流行性腮腺炎易并发睾丸炎，对未来的生育有影响。

3. 水痘

水痘是由水痘带状疱疹病毒引起的急性呼吸道传染病，常伴有发热、头痛等症状。早期表现为疹子，先见于躯干、头部，延及面部及四肢。疹子一开始为红色斑点，后变为丘疹，而后发展为水疱，大小不等，伴瘙痒。这时传染性最强，最后结痂脱落。自起病到痂皮脱落，一般要 1 ～ 2 周。水痘是小儿常见的一种传染病，以轻度发热、身上起水疱为特点。

中医学文献亦称本病为"水痘"。如《婴童百问》记载："又有发热一二日而出水疱即消者，名为水痘。"《幼幼集成·水痘露丹》记载："水痘似正痘，外候面红唇赤，眼光如水，咳嗽、打喷嚏、涕唾稠黏，身热二三日而出，明净如水疱。"中医学认为，湿毒内蕴，外感毒热之邪发于肌肤而致本病。

[症状特点] 本病多发生于 10 岁以下儿童，成人亦可偶见。发疹前先有发热和全身不适等症状，1～2 日后出现皮疹，初起为米粒大红色小丘疹，一日后发展成绿豆大小的光亮的小水疱，周围有红晕，以后干燥结痂而脱落；皮疹分批出现在同一部位，同时可见不同时期的皮损；皮疹常可发于头面四肢，头皮及口腔黏膜常累及。本病有传染性，痊愈后有终生免疫力。

4.猩红热

猩红热是由 A 组 β 型溶血性链球菌引起的急性出疹性传染病，主要在 1～12 天的潜伏期后出现，并分为普通型、脓毒型、中毒型和外科型（包含产科型）四种类型。通常在 5～12 岁的孩子中发病。如果发现孩子先发热，第二天发生全身红疹，压之可退色，舌红如草莓。"环口苍白圈"，嘴唇一周皮肤发白，那就很可能是猩红热，应马上带孩子去医院。

[症状特点] 突发高热、头痛、咽痛、恶心、呕吐，起病后 1 天发疹，于颈、胸、躯干、四肢依次出现，1～2 天遍布全身，呈弥漫性密集红斑，尤以肘弯、腋窝、腹股沟处皮疹更密集，两颊及前额部充血潮红，但无皮疹，口鼻周围呈特征性"环口苍白圈"。皮疹持续 2～4 天后依次开始消退，7～8 天时脱屑，手掌、足底呈大片状脱屑。婴儿可有惊厥，病初舌乳头肥大，突出于白色舌苔中，称为"白色杨梅舌"，3～4 天后白色舌苔脱落，呈鲜红色，成为"红色杨梅舌"。

5.麻疹

麻疹是感受麻疹时邪（麻疹病毒）引起的一种急性出疹性传染病。临床以发热恶寒，咳嗽咽痛，鼻塞流涕，泪水汪汪，口腔两颊近臼齿处可见麻疹黏膜斑，周身皮肤依序布发麻粒样大小的红色斑丘疹，皮疹消退时皮肤有糠状脱屑和色素沉着斑等为特征。

[症状特点] 主要症状有发热，常在 39℃以上，同时伴有流鼻涕、打喷嚏、眼结膜充血等症状，此期为 3～4 天，称为麻疹前期，这时约 90% 的患儿口腔内可见有麻疹黏膜斑。一般情况下发热第 4 天见疹，出疹的顺序是耳

后、发际、颈部、前额，然后迅速地由上而下遍及全身，最后到四肢。随着体温的逐渐恢复，皮疹也依出疹顺序而消退，出现麦粒状脱屑，并留下棕色的沉着。

6. 传染性单核细胞增多症

传染性单核细胞增多症较少出现在家长们的视野中，但实际上在临床很常见。它是一种由 EB 病毒（epstein-barr virus，EBV）引起的主要经口传播的疾病。本病儿童或青少年容易得，成年人则有90%以上感染过 EB 病毒。一年四季均可发病。小儿潜伏期 4～15 天，大多为 10 天；青年期可达 30～50 天。

[症状特点]临床上主要为发热、眼睑肿胀、咽扁桃体炎（可有渗出物）、淋巴结肿大（颈部为主）、肝脏肿大、脾脏肿大、皮疹等。如果做血常规检查，会发现异形淋巴细胞计数超过 $1 \times 10^9/L$，比例超过 10%。血中 EB 病毒抗体提示近期感染。

7. 流行性脑脊髓膜炎（流脑）

流行性脑脊髓膜炎是由脑膜炎双球菌引起的化脓性脑膜炎，多发于春季，儿童多见。临床常以高热、剧烈头痛、呕吐为症状。约70%的病例起病2天左右，于皮肤及黏膜出现瘀点或瘀斑。流脑出现的皮疹特点为按压不退色，流脑患者及带菌者为主要传染源，病原菌经呼吸道飞沫传染，人群普遍易感，但以儿童多发。本病多呈散发性，但亦可流行。全年均可患病，以 12 月到次年 3、4 月为多发季节。

[症状特点]潜伏期一般为 2～3 天。发病初期类似感冒，症状为流鼻涕、咳嗽、头痛、发热等，多数无明显症状；随后病菌进入脑脊液后，出现高热寒战，体温可达 40℃，头痛加剧，嗜睡，颈部强直，甚至喷射样呕吐和昏迷休克等危重症状。如果孩子发热来势凶猛，头痛剧烈，神志欠清，身上有瘀斑瘀点，必须马上就医治疗。

8. 流行性感冒

流行性感冒（简称流感）是流感病毒引起的急性呼吸道感染，也是一种传染性强、传播速度快的疾病。其主要通过空气中的飞沫、人与人之间的接触或与被污染物品的接触传播。

［症状特点］急起高热、全身疼痛、显著乏力和轻度呼吸道症状。一般秋冬季节是其高发期，所引起的并发症和死亡现象非常严重。该病是由流感病毒引起，可分为甲（A）、乙（B）、丙（C）三型，甲型病毒经常发生抗原变异，传染性大，传播迅速，极易发生大范围流行。甲型H1N1也就是甲型的一种。本病具有自限性，但婴幼儿、老年人和存在心肺基础疾病的患者容易并发肺炎等严重并发症而导致死亡。

Q117: 这些儿童传染病该如何调治和预防？

1. 手足口病

（1）如何预防手足口病　手足口病主要通过粪－口传播和接触传播，以5岁以下的儿童发病为主。感染了手足口病的孩子会出现发烧、腹痛等症状。因为口腔里有疱疹，疱疹破了形成溃疡面，孩子吞咽就会很痛，特别是婴儿，吃不下东西，哭闹得厉害，所以显得特别难护理，看起来很严重的样子。实际上手足口病自古就有，是常见病，预后良好，家长不必过度紧张。

避免让儿童与患儿或者疑似患儿接触，吃东西前一定要清洁手部卫生，不和其他人共同使用餐具和生活用品。很多学校或者家长为了预防手足口病，用板蓝根、鱼腥草等煲水给孩子喝，其实是不可取的，孩子的体质特点是"虚寒之体"，不适合老喝这些清热解毒的寒凉之物，否则越喝孩子的脾胃功能越弱，抵抗力越弱。这是十分常见的一个误区，家长一定要注意。

预防手足口病，最有效的方法是消食导滞。孩子要达到预防的目的，关键是要保护好脾胃。小儿脾常不足，脾胃功能很不成熟，很容易就会消化不良，出现积食。脾胃功能不足，抵抗力就弱，就容易"中招"。

（2）手足口病患儿如何养护好得快　要帮孩子剪短指甲，必要时可以给小婴儿戴上手套；臀部有皮疹的患儿，大便后只用湿纸巾擦是不够的，要用清水洗干净，保持臀部清洁干燥。最难的是让患儿吃喝东西（包括吃药）。喂药喂水是必须的，虽然孩子哭闹得厉害，但是家长还是要发挥才智，让孩子喝药喝水。可以两个家长配合，或者辅助一些吸引孩子注意力的方法。这里的关键是水温不可太烫，否则孩子吞咽的时候更痛。比凉白开稍微温一点点，或者直接喝凉白开都可以。特别是给孩子喂了退热药的话，家长更要注意给孩子喂水。

患了手足口病的孩子本身这个时候肠道功能就很弱，加上一吞咽就痛，就更不想吃东西了。此时切忌给孩子"增加营养"。有些家长看孩子饿了四五天，就煲了各种肉汤想让孩子补充营养，以为有体力好得快，其实这是大错特错的。如果这个时候再给孩子增加肠胃的负担，孩子不仅好不了，病情反而会越来越严重。此时最好就是素食，让肠道休息，孩子吃不下也不用强求，喝一点简单的稀粥就很好。

（3）如何使用中医药治疗手足口病　本病外因为感受时邪，内因为小儿脏腑娇嫩，卫外功能不足；病机为邪蕴肺脾，外透肌肤。本病病位在肺脾，临床以实证、热证居多，若病情进一步发展，可波及心肝，出现虚证或虚实夹杂的危急证候。

1）辨证治疗

①邪犯肺脾：症见发热或无发热，口腔疱疹，疱疹破溃后形成溃疡，疼痛流涎，手、足出现米粒大小斑丘疹，迅速转为疱疹，疱浆清亮，分布稀疏，疹色红润，根盘红晕不著，可伴咳嗽、流涕、咽痛、拒食。舌质红，苔薄黄腻，脉浮数，指纹紫。辨证：本证为手足口病普通型，以全身丘疹或疱疹为主，疹色红润，分布稀疏，疱浆清亮，伴随症状较轻或无。治法：宣肺解表，清热化湿。方药1：银翘散合藿朴夏苓汤加减。常用药物：金银花、连翘、淡豆豉、牛蒡子、薄荷、半夏、薏苡仁、藿香、厚朴、茯苓等。方药2：甘露消毒丹加减。常用药物：滑石、黄芩、茵陈、石菖蒲、川贝母、藿香、连翘、

白蔻仁、薄荷、射干等。根据患儿情况对主方1、2进行加减：高热，加葛根、柴胡；恶心、呕吐，加旋覆花（包煎）、竹茹；腹泻，加车前子（包煎）、苍术；皮肤瘙痒，加蝉蜕、白鲜皮。

②湿热毒盛：症见高热，口腔疱疹、溃疡，灼热疼痛，手、足疱疹，可波及臀腿部，疱疹分布稠密或成簇出现，疹色紫暗，根盘红晕显著，疱液浑浊，疱疹痛痒，流涎、拒食，小便黄赤、大便秘结，或见皮疹稀少，体温不高，精神不振。舌质红绛，苔黄腻，脉滑数，指纹紫。辨证：本证为手足口病普通型，以全身丘疹或疱疹为主，疱疹分布稠密，色紫暗，并有高热。治法：清气凉营，解毒化湿。方药：清瘟败毒散加减。常用药物：生地黄、黄连、黄芩、牡丹皮、石膏、栀子、甘草、竹叶、玄参、水牛角、连翘、芍药、知母等。加减：大便秘结，加大黄（先煎）、瓜蒌仁；腹胀、腹满，加枳实、厚朴；烦躁不安，加淡豆豉、莲子心；瘙痒明显，加白鲜皮、地肤子。

③湿毒伤络：症见一个肢体或多个肢体肌肉松弛无力，非对称性肢体功能障碍，肢体按之微热，肌肉可有触痛和感觉过敏，肌肉或有震颤，易惊惕，疱疹仍稠密，疱浆混浊，疱疹可波及肛周、臀部、四肢，可伴低热，呛咳，吞咽困难，行走时可见跛行，后期肌肉瘦削。舌质红，苔黄腻，脉濡数，指纹紫。辨证：本证为手足口病恢复期常见证型，以非对称性肢体功能障碍，按之微热或有触痛、震颤为主，仍可见混浊疱疹。治法：清热利湿，活血通络。方药：四妙丸加减。常用药物：苍术、黄柏、萆薢、防己、薏苡仁、蚕沙、木瓜、牛膝、丹参、川芎等。加减：皮肤瘙痒，加白鲜皮、地肤子；四肢沉重，加鸡血藤、桑枝、桃仁。

④气阴两虚：症见多汗，活动后尤甚，少气懒言，神疲倦怠，纳差，五心烦热，夜寐不安，或伴肢体痿软，或肢体麻木。舌红少苔或花剥苔，脉细数无力，指纹色淡。辨证：本证为手足口病恢复期常见证型，以乏力、五心烦热、肢体痿软为主要表现。治法：益气通络，养阴健脾。方药1：补阳还五

汤加减。常用药物：炙黄芪、桂枝、党参、当归、红花、地龙、川芎、熟地黄、枸杞子、牛膝、鸡血藤、锁阳、五加皮、鹿角霜（先煎）等。方药2：生脉散合七味白术散加减。常用药物：党参、五味子、麦冬、白术、茯苓、玉竹、藿香、木香、葛根、当归、川芎等。可根据患儿情况对主方1、2进行加减：低热，加青蒿、地骨皮；不思饮食加陈皮、鸡内金；盗汗，加浮小麦、煅牡蛎；大便干结，加火麻仁、生地黄。

2）中成药

①小儿豉翘清热颗粒。口服，开水冲服。6个月～1岁患儿每次1～2g，1～3岁患儿每次2～3g次,4～6岁患儿每次3～4g,7～9岁患儿每次4～5g，10岁以上患儿每次6g，每日3次。用于手足口病普通型早期，邪犯肺脾证。

②开喉剑喷雾剂（儿童型）。喷于患处，每次适量，每天数次。用于以咽部疱疹、溃疡、疼痛为主要表现的手足口病普通型。

③抗病毒口服液。口服，2岁以下患儿每次5mL，2岁以上患儿每次10mL，每日3次。用于手足口病普通型，邪犯肺脾证。

④蓝芩口服液。口服，1～2岁患儿～5mL，2～3岁患儿每次7.5mL，＞3岁患儿每次10mL，每日3次。用于手足口病普通型，邪犯肺脾证。

3）外治疗法　普通型，以皮疹为主，无皮肤破损的手足口病患儿推荐使用中药外洗/熏洗疗法，帮助退热和皮疹消退。常用药物：金银花、连翘、苦参、荆芥、板蓝根、野菊花、大青叶、地肤子、白鲜皮、蛇床子、黄柏。用法用量：外洗浸泡或熏洗。每日1剂，水煎取1000 mL，泡洗手、足、臀部疱疹，每次10分钟，每日2次。

2.流行性腮腺炎

（1）如何预防流行性腮腺炎　流行性腮腺炎主要发生在儿童和青少年。如果孩子发热后出现腮部肿胀疼痛，先一侧，后对侧，以耳垂为中心漫肿，那就要警惕腮腺炎。流行性腮腺炎的预防，目前国内外应用腮腺炎减毒活疫苗，90%可产生抗体。

平常要给孩子加强营养，加强锻炼，增强体质。按时预防接种，一般宝宝在生后 14 个月左右就可以给宝宝给予减毒腮腺炎活疫苗或者是"麻疹，风疹，腮腺炎"三联疫苗，一般 90% 以上都可以产生抗体，可以预防流行性腮腺炎。在流行性腮腺炎期间，首先不要带孩子到人多拥挤或者是公共场所的地方，同时要注意手卫生消毒，不要接触一些公共的设施，避免传染；如果有明显的接触者，可以给予腮腺炎免疫球蛋白注射效果会更好。而且要注意隔离至少要检疫 3 周左右。

（2）流行性腮腺炎患儿如何养护好得快

①隔离与休息：一旦确诊流行性腮腺炎，应立即进行隔离，避免与其他人接触，以防病毒传播。同时，应保证患儿充足的休息，避免过度劳累，以减轻身体负担，促进康复。所在的居室应经常开窗通风换气，每天至少 3 次，每次 15 分钟，以保持室内空气新鲜。定时测量体温，高热时每 4 小时测体温 1 次。如体温高于 38.5℃，可酌情给予适量退热剂，并嘱患儿多饮水。

②饮食调理：饮食应以清淡、易消化为主，忌酸性食物，多食用富含维生素和矿物质的食物，如新鲜水果、蔬菜等。避免食用辛辣、油腻、酸性等刺激性食物及需要大量咀嚼的食物，以免加重腮腺肿痛。此外，患儿应保持足够的水分摄入，以维持体内水分平衡。

③口腔护理：腮腺肿大时，患儿会感到口腔不适，甚至出现吞咽困难。此时，应注意口腔清洁，用生理盐水在饭前、饭后进行漱口。同时，可使用温和的漱口水或口腔喷雾剂，以缓解口腔不适症状。

④疼痛缓解：腮腺肿痛是流行性腮腺炎的典型症状之一，可采取局部冷敷等方法缓解疼痛，亦可用如意金黄散调茶水或食醋敷于患处，保持局部药物湿润，以发挥药效，防止干裂引起疼痛。如果男孩的睾丸疼痛，可以用丁字带把阴囊托起，以减轻疼痛。

⑤药物治疗：如有明显疼痛或发热症状，患者可在医生指导下适当使用清热解毒药物或退热药。但应注意，药物治疗需遵循医嘱，不可自行滥用。

⑥情感干预：由于腮腺肿大、发热等症状，导致患儿哭闹不止，烦躁情绪滋生，加大治疗难度。对此，提高对患儿关注度与呵护度，同时通过趣味游戏、播放动画片等方式转移患儿疼痛注意力，缓解其焦躁情绪，提高其治疗依从性。

（3）如何使用中医药治疗流行性腮腺炎

1）辨证治疗

①邪犯少阳：症见发热恶寒轻微，一侧或两侧腮部漫肿，疼痛，边缘不清，咀嚼不舒，咽红口渴。舌质红，苔薄白或薄黄，脉浮数。辨证：本证邪较轻浅，故全身症状和局部腮肿都较轻微。全身症状只有发热恶寒或无发热恶寒者，有咽红，但不肿痛，患儿精神、食欲尚可，但因腮部肿痛可见咀嚼不便而不愿吃饭。腮肿的疼痛一般不甚，仅有似痛非痛、酸肿不适的感觉，按之疼痛。治法：和解少阳，散结消肿。方药：柴胡葛根汤加减。常用药物：柴胡、黄芩、石膏（先煎）、牛蒡子、葛根、金银花、连翘、板蓝根、夏枯草、赤芍、桔梗、炙甘草等。加减：咽喉肿痛者，加马勃、玄参；纳少呕吐者，加竹茹、陈皮。

②热毒蕴结：症见高热，头痛，口渴引饮，腮部漫肿，灼热胀痛，坚硬，咀嚼困难，咽红肿痛，大便干结，小便短赤。舌红苔黄，脉滑数。辨证：本证属热毒深蕴，故全身症状和局部腮肿都较严重。热邪入里，毒热亢盛，故壮热烦躁、舌红苔黄。治法：清热解毒，疏风散邪。方药：普济消毒饮加减。常用药物：牛蒡子、黄芩、黄连、甘草、桔梗、板蓝根、马勃、连翘、玄参、升麻、柴胡、陈皮、僵蚕、薄荷。

③毒结少阳：症见左胁下及上腹部疼痛较剧，恶心呕吐，腹胀，腹泻或便秘，或伴高热。舌红，脉数。辨证：少阳不和，致使胃气上逆，故恶心呕吐。阳明热结，气机阻滞，故腹胀、腹泻或便秘。治法：清泄热毒，疏利少阳。方药：大柴胡汤加减。常用药：柴胡、黄芩、姜半夏、蒲公英、郁金、枳壳、竹茹、川楝子、虎杖、大黄（后下）、白芍、炙甘草等。加减：大便溏

泄者，去大黄，加苍术、木香；腹痛剧烈者，加川芎、红花、牡丹皮。

④毒窜睾腹：症见一侧或两侧睾丸肿胀疼痛，行走有沉重坠胀感，发热寒战，小便短赤。舌红苔黄，脉数。辨证：少阳与厥阴互为表里，足厥阴之肝脉循少腹络阴器，邪毒较重，传入厥阴，故较大的儿童可并发少腹痛、睾丸痛。治法：清利肝经湿热。方药：龙胆泻肝汤加减。常用药物：龙胆、栀子、黄芩、黄连、蒲公英、柴胡、川楝子、荔枝核、延胡索、桃仁、赤芍、青皮。加减：睾丸肿大明显者，加莪术、皂角刺；伴腹痛、呕吐者，加郁金、竹茹、姜半夏；少腹痛甚者，加香附、木香、红花；腹胀便秘者，加大黄（后下）、枳实。

2）中成药

①蒲地蓝消炎口服液。建议用法用量：口服，小于 1 岁每服 1/3 支，1～3 岁 1/2 支，3～5 岁 2/3 支，大于 5 岁 1 支，每日 3 次。用于常证。

②安宫牛黄丸（散）。丸剂：每丸 3g。散剂：每瓶 1.6g。丸剂：每服 1 丸，每日 1 次；儿童≤岁每服 1/4 丸，3～6 岁每服 1/2 丸，每日 1 次。散剂：每服 1 瓶，每日 1 次；3 岁以内儿童每服 1/4 瓶，3～6 岁 1/2 瓶，每日 1 次。或遵医嘱。温开水送服。用于邪陷心肝证。

③龙胆泻肝丸。浓缩丸：每 8 丸相当于原生药 3g。水丸：每袋 6g。建议用法用量：浓缩丸，口服，3 岁以内一次 2 丸，3～6 岁一次 4 丸，＞6 岁一次 6 丸，每日 2 次。水丸：口服，3 岁以内一次 1g，3～6 岁一次 2g，6 岁以上一次 3g，每日 2 次。用于毒窜睾腹证。

3）外治疗法

①新鲜仙人掌，每次取 1 块，去刺。洗净后捣泥或切成薄片，贴敷患处，每日 2 次。

②鲜蒲公英、鲜马齿苋、鲜芙蓉花叶，任选 1 种，捣烂外敷患处，每日 1 次。

③紫金锭 1 枚，碾碎，加醋调和。涂于肿胀处，每日 1～2 次。

④青黛散，醋调，敷于患处，每日 1～2 次。

⑤药物调敷脚心，取吴茱萸 12g 研成细粉，加面粉，20～30g，混合调匀，用以砂锅烧开的醋调成糊状，摊于塑料布上，贴敷双脚心，外用纱布包扎，每日 1 次，以引火下行。

3. 水痘

（1）如何预防水痘　水痘作为冬春季常见传染病之一，接种水痘疫苗是预防水痘的有效措施。对房间、寝室、教室等生活场所进行卫生大扫除，并且在白天做到持续地开窗通风，保持室内空气流通。多晒太阳，注重个人卫生，保持皮肤清洁，勤换被褥、衣物。

（2）水痘患儿如何养护好得快　水痘患者的护理包括及时隔离、注意消毒、调整饮食、皮肤护理等方面，同时与患者接触的人也应注意防护，以免被感染。水痘属于常见的传染性疾病之一，因此要注意及时隔离。由于水痘–带状疱疹病毒对于大部分人群普遍易感，尤其老年人、小儿、孕妇等，所以要及时隔离患者直到水痘疱疹结痂脱落；要做好生活环境的消毒措施，包括多通风保持室内空气清新、注意手卫生、及时清洗并晾晒水痘患者使用的毛巾、床单、被褥、内衣、内裤等。水痘患者的餐具要单独使用，然后及时清洗并煮沸消毒。同时还要加强对患者排泄物的管理，注意卫生间和马桶的消毒，比如使用稀释 84 进行卫生间地面和马桶的消毒等，消毒后及时开窗通风，以免引起消毒剂中毒。水痘患者发病期间要注意调整饮食，不要吃海鲜及辛辣刺激性的食物，比如辣椒、葱、姜、蒜等，多吃清淡的食物，比如米粥、稀面条等，也可以吃一些新鲜的蔬菜和水果，有利于病情的好转。由于水痘疱疹会导致患者出现明显的皮肤瘙痒症状，抓挠后可能会继发细菌感染，容易加重病情，因此要注意皮肤护理。可以遵医嘱使用氯雷他定或者阿昔洛韦乳膏，可起到止痒、抗病毒的作用。同时及时剪短指甲，避免挠破皮肤。

（3）如何使用中医药治疗水痘

1）辨证治疗

①邪伤肺卫：症见发热轻微，或无热，鼻塞流涕，打喷嚏，咳嗽，起病后1～2天出皮疹，疹色红润，疱浆清亮，根盘红晕，皮疹瘙痒，分布稀疏，此起彼伏，以躯干为多。舌苔薄白，脉浮数。辨证：本证为水痘之轻证，以微热流涕、皮疹稀疏、疹色红润、疱浆清亮为特征，病在肺卫，全身症状不重。治法：疏风清热，利湿解毒。方药：银翘散加减。常用金银花、连翘、竹叶清热解毒，薄荷辛凉解表，牛蒡子、桔梗宣肺利咽，车前子、六一散清热利湿。咳嗽有痰者，加杏仁、浙贝母宣肺化痰；咽喉疼痛，加板蓝根、僵蚕清热解毒利咽；皮肤瘙痒，加蝉蜕、地肤子祛风止痒。

②邪炽气营：症见壮热不退，烦躁不安，口渴欲饮，面红目赤，皮疹分布较密，疹色紫暗，疱浆浑浊，甚至可见出血性皮疹、紫癜，大便干结，小便短黄。舌红或绛，苔黄糙而干，脉数有力。辨证：本证以壮热烦躁、面红目赤、疹色紫暗、疱浆浑浊、疹点密布为特征。气分热重者，烦热口渴，舌苔黄糙；营分热重者，疹色紫暗、出血，舌质绛。治法：清气凉营，解毒化湿。方药：清胃解毒汤加减。常用升麻清热透疹，黄连、黄芩清热解毒，生石膏清气分之热，牡丹皮、生地黄凉营清热，紫草、栀子、碧玉散清热凉营化湿。口舌生疮，大便干结者，加生大黄、全瓜蒌通腑泻火；津液耗伤，口唇干燥者，加麦门冬、芦根养阴生津。

水痘发病过程中，若疱疹已消退，出现壮热不退，神志模糊，甚至昏迷、抽搐等，是邪毒内陷心肝之变证，治以清热解毒、镇惊开窍，给予清瘟败毒饮加减，加用紫雪丹；若出现高热、咳嗽不爽、气喘鼻扇、口唇青紫等邪毒闭肺之变证时，治以清热解毒、宣肺化痰，予麻杏石甘汤加减。

2）中成药

①板蓝根颗粒：每服5g，每日2～3次。用于邪伤肺卫证。

②清开灵颗粒：每服1包，每日2～3次。用于邪炽气营证。

③至宝丹：每服 1 ～ 3g，每日 1 ～ 2 次。用于邪陷心肝之变证。

④小儿清肺颗粒：每服 3 ～ 6g，每日 2 次。用于邪毒闭肺之变证。

3）外治疗法

①苦参 30g，芒硝 30g，浮萍 15g。煎水外洗，每日 2 次。用于水痘皮疹较密，瘙痒明显者。

②青黛 30g，煅石膏 50g，滑石 50g，黄柏 15g，冰片 10g，黄连 10g。共研细末，和匀，拌油适量，调搽患处。每日 1 次。用于水痘疱浆浑浊或疱疹破溃者。

4. 猩红热

（1）如何预防猩红热　猩红热高发于儿童，目前尚未有疫苗预防。

猩红热患者应隔离治疗；猩红热流行期间，对可疑猩红热、急性咽炎和扁桃体炎患者，均应隔离治疗。对与猩红热患者密切接触者，应严密观察，检疫 7 ～ 12 日，有条件者可做咽拭子培养，或预防性给予青霉素。疾病流行期间，应避免到拥挤的公共场所，尤其是儿童。

（2）猩红热患儿如何养护好得快

①一般治疗：做好呼吸道隔离，急性期应卧床休息；供给充足水分和营养；保持皮肤清洁，防止继发感染。

②抗菌治疗：首选青霉素，足量静滴，疗程 7 ～ 10 天；重症患者加大青霉素用量，并予静脉注射，或两种抗生素联合应用；如有青霉素过敏，可选用红霉素、头孢霉素等药物。

③居室应通风，有条件时尽量让患儿隔离独居，避免传染给别人，也可防止其他感染。在急性期要卧床休息，为防止猩红热引起的心肌炎、肾炎，病儿应绝对卧床 2 ～ 3 周。

④饮食可给予营养丰富、富含维生素的流质或半流质食物。在发热出疹时应让患儿多饮水。注意口腔卫生，可用淡盐水漱口，每日 3 ～ 4 次，清除鼻腔分泌物，用青霉素软膏涂口唇和鼻腔。

⑤皮疹退后可出现皮肤脱屑，有痒感，要保持皮肤清洁。出疹期病儿皮肤瘙痒，如果抓破还会继发感染，可涂炉甘石洗剂或75%酒精。忌穿绒布或化纤内衣裤，以免加重瘙痒。脱皮时可涂凡士林或液体石蜡，有大片脱皮时需用剪刀剪掉，嘱病儿不能用手强行剥离，以免引起皮肤感染。注意不要用手剥脱皮屑，以免引起感染。痒时可涂炉甘石洗剂。

⑥注意观察病情变化。在发病2～3周时注意小便颜色是否加深，如尿液似酱油色或洗肉水色，尿量减少，面部、四肢浮肿，以及出现关节红肿痛等症状时，应及时就诊。

⑦病愈后1个月内，定期到医院检查化验，及时发现并发症。

（3）如何使用中医药治疗猩红热

1）辨证治疗

①邪侵肺卫：症见畏寒发热，咽红肿痛，皮疹隐隐。舌尖红，苔薄白，脉浮数。辨证：疾病初起，痧毒夹时邪初犯肺卫，正气抗邪，邪正相争，肺气失宣，以发热、头痛咳嗽、咽喉红肿疼痛为特征。方药：解肌透痧汤。主要药物：荆芥、蝉衣、射干、牛蒡子、桔梗、马勃、连翘、前胡、葛根、僵蚕、豆豉、浮萍、竹茹。咽喉疼痛者，加板蓝根、山豆根、僵蚕清热解毒利咽；咳嗽有痰者，加浙贝母、杏仁宣肺化痰。

②毒在气营：症见高热，烦躁不安，口渴欲饮，咽部红肿疼痛，甚则溃烂，皮疹成片，猩红若丹。若热毒内陷，出现高热昏迷，烦躁谵语，或有抽风，皮疹呈紫红色，或伴有斑点。舌绛起刺，苔剥，脉数有力。辨证：邪在气营的主要表现为毒从外泄，透发丹痧，故见壮热，烦渴，咽喉肿痛糜烂。初透时邪热在气，舌苔黄糙。如毒热化火，内逼营血，则疹色紫红如瘀点；津液被动，胃阴亦耗，故舌质光红而有刺。若毒邪炽盛，可进一步内陷心肝，出现神昏谵语、惊搐躁动等症状。方药：凉营清气汤。主要药物：犀角（水牛角代）、生石膏、生地黄、薄荷、黄连、栀子、牡丹皮。若痧疹满布而不透，壮热无汗者，去黄连、生石膏，加淡豆豉、浮萍表散透痧；大便秘结，

咽部糜烂，加生大黄、玄明粉通腑泻火；邪毒内陷心肝，可选用紫雪丹、安宫牛黄丸清心开窍。

③疹后阴伤：症见身热渐退，皮疹渐消，继则脱屑脱皮，咽部赤烂，疼痛渐减，午后或有低热，唇口干燥。舌红有刺，脉细数。辨证：疹后肺胃阴津耗伤，以口干唇燥、干咳、舌红少津为特征。方药：沙参麦冬汤。主要药物：沙参、麦冬、玉竹、天花粉、桑叶、扁豆、甘草。若口干、舌红少津明显者，加玄参、桔梗、芦根等，以增强养阴生津、清热润喉之功。如大便干结者，可加知母、火麻仁清肠润燥。

2）中成药

①双黄连粉针剂：每日 0.6 ～ 1.2g，加入 5% 葡萄糖液中静脉滴注，连用 3 ～ 5 天。用于毒入气营证。

②清开灵注射剂：每日 6 ～ 10mL，加入 5% 葡萄糖液中静脉滴注，连用 2 ～ 3 天。用于邪郁肺卫证。

3）外治疗法

①紫草 30g，野菊花 30g，大黄 30g，地榆 30g，苦参 50g。每日 1 剂，水煎，待温后外洗患处，每次 20 ～ 30 分钟。适于病之初中期水疱明显者。

②郁金 20g，鸡血藤 30g，赤芍 30g，乳香 15g，没药 5g，威灵仙 30g。水煎，待温后外洗患处，每次 20 ～ 30 分钟。适于病之后期水疱已干敛结痂但疼痛不减者。

5. 麻疹

（1）如何预防麻疹 麻疹传染性较强，主要通过飞沫、直接接触感染者的呼吸道分泌物传播，且被感染者出疹前后 3 天均有传染性，在古代被列为儿科四大要证之一，严重危害小儿身体健康。麻疹一年四季都有发生，但好发于冬春季节，且常可引起流行。6 个月至 5 岁小儿均易发病。麻疹若能及时治疗，合理调护，疹点按期有序布发，则预后良好；但麻疹重证可产生逆险证候，甚至危及生命。本病患病后一般可获得终生免疫。

预防麻疹，首先要让孩子增强自我防护，注意佩戴口罩，并尽量减少到人多拥挤、空气流通不畅的公共场所。如果出现发烧、出疹、咳嗽等症状，应到医院诊治，就诊时请佩戴口罩。如果被医院诊断为麻疹，应根据医嘱做好治疗和隔离。及时接种疫苗是保护儿童健康的关键，因此家长在当地疫情条件允许的情况下，应及时与接种门诊电话沟通，预约时间带孩子接种麻疹减毒活疫苗。

（2）麻疹患儿如何养护好得快

①高热的护理：绝对卧床休息至皮疹消退、体温正常。室内宜空气新鲜，每日通风 2 次（避免患儿直接吹风以防受凉），保持室温 18 ～ 22℃，湿度 50% ～ 60%。衣被穿盖适宜，忌捂汗，出汗后及时擦干并更换衣被。监测体温，观察热型。高热患儿可用小量退热剂，忌醇浴、冷敷，以免影响透疹，导致并发症。

②皮肤黏膜的护理：及时评估透疹情况。保持床单整洁干燥与皮肤清洁。在保温情况下，每日用温水擦浴更衣 1 次（忌用肥皂），腹泻儿注意臀部清洁，勤剪指甲防抓伤皮肤继发感染。如透疹不畅，可用鲜芫荽煎水服用并抹身，以促进血循环和透疹，并防止烫伤。加强五官的护理。室内光线宜柔和。常用生理盐水清洗双眼，再滴入抗生素眼液或眼膏，可加服维生素 A 预防干眼病。防止呕吐物或泪水流入外耳道发生中耳炎。及时清除鼻痂、翻身拍背助痰排出，保持呼吸道通畅。加强口腔护理，多喂水，可用生理盐水或朵贝尔氏液含漱。

③饮食护理：发热期间给予清淡易消化的流质饮食，如牛奶、豆浆、蒸蛋等，常更换食物品种并做到少量多餐，以增加食欲，利于消化。多喂开水及热汤，利于排毒、退热、透疹。恢复期应添加高蛋白、高维生素的食物。指导家长做好饮食护理，无需忌口。

④病情观察：麻疹并发症多且重，为及早发现，应密切观察病情。出疹期如透疹不畅、疹色暗紫、持续高热、咳嗽加剧、鼻扇喘憋、发绀、肺部啰

音增多，为并发肺炎的表现，重症肺炎可致心力衰竭。患儿出现频咳、声嘶，甚至哮吼样咳嗽、吸气性呼吸困难，以及三凹征，为并发喉炎表现。患儿出现嗜睡、惊厥、昏迷为脑炎表现。

④预防感染的传播：对患儿采取呼吸道隔离至出疹后 5 天，有并发症者延至疹后 10 天。接触的易感儿隔离观察 21 天。病室通风换气，进行空气消毒，患儿衣被及玩具暴晒 2 小时，减少不必要的探视，预防继发感染。流行期间不带易感儿童去公共场所，托幼机构暂不接纳新生。为提高易感者免疫力，对 8 个月以上未患过麻疹的小儿可接种麻疹疫苗。接种后 12 日血中出现抗体，1 个月达高峰，故易感儿接触患者后 2 日内接种有预防效果。对年幼、体弱的易感儿肌内注射人血丙种球蛋白或胎盘球蛋白，接触后 5 日内注射可免于发病，6 日后注射可减轻症状，有效免疫期 3～8 周。

⑤家庭护理指导：麻疹患儿无并发症时可在家治疗护理。医务人员每日家庭访视 1～2 次，并进行上述护理指导。

（3）如何使用中医药治疗麻疹

1）辨证治疗

①疹前期：症见发热，咳嗽，流清涕，喷嚏，两腮发红，眼皮微肿，目赤羞明，眼泪汪汪，体倦神疲，不思饮食，口内颊黏膜上有小白点。辨证：麻疹初期，以发热、两腮发红、目赤羞明、口内颊黏膜上有小白点为特征。治法：辛凉宣透。方药：葛根解肌汤加减。常用药物：葛根、牛蒡子、芥穗、前胡、防风、连翘、金银花、桔梗、甘草。表不透或伴有腹泻较剧，加升麻；恶心作呕，加竹茹；燥热过甚，加黄芩；衄血，加白茅根、藕节；小便赤涩，加白木通。

②出疹期：症见发热、咳嗽等症较初期为重，先从耳后、前额、项背部出现疹点，逐步由头面颈部遍及躯干四肢，开始时疹点分明，如疹毒较盛，可见大片融合，颜色红紫。辨证：出疹期症状较重，全身出现疹点，色红紫。治法：宣透清解。方药：升麻葛根汤加减。常用药物：升麻、葛根、牛蒡子、

金银花、连翘、桔梗、荆芥、防风、甘草、淡竹叶。表邪较重，加苏叶、前胡；胃热重，舌焦黄，加黄芩、石斛；舌绛，大渴引饮，加生石膏、生稻芽、知母；疹色红紫，加牡丹皮、赤芍；疹色淡而不红，加紫草、浮萍；小便短黄或赤涩，加白木通、鲜芦根。

③疹退期：症见出疹 3、4 天，体温逐渐下降，疹子从头面、躯干、四肢逐渐隐退，其他症状亦见改善，4、5 天后皮肤有糠状脱屑，短时间内表皮留有棕色痕迹，不久即可消退。辨证：疹退期体温逐渐下降，疹子逐渐隐退，可见脱屑。治法：清热解毒。方药：清解汤加减。常用药物：金银花、连翘、黄芩、蝉蜕、桔梗、生稻芽、甘草、淡竹叶。大便干燥，加熟大黄；小便短黄，加车前草；疹后低烧潮热，纳差食少，面黄肌瘦，精神不振，合异功散加味；疹后久咳不止，间有低烧，口干，多汗，合沙参麦冬汤；痰多，加贝母、桔梗；纳差，加炒神曲、焦麦芽。

2）中成药

①儿童回春颗粒：开水冲服。1 岁以下婴儿每次 1/4 袋，1～2 岁每次 1/2 袋，3～4 岁每次 3/5 袋，5～7 岁每次 1 袋，每日 2～3 次。

②小儿羚羊散：口服，1 岁小儿每次 1/5 包，2 岁每次 1/4 包，3 岁每次 1/3 包，每日 3 次。

6. 传染性单核细胞增多症

（1）如何预防传染性单核细胞增多症　传染性单核细胞增多症在儿童群体中的发病率有一定上升趋势，且由于小儿的免疫系统发育不完善，年龄越小的传染性单核细胞增多症患儿常表现得越不明显或为轻症。年长儿则表现更明显，部分病例会有肺炎、脑炎、肾炎甚至噬血细胞综合征等严重并发症。近年来发病年龄有走低趋势，也就是说，6 岁以下甚至两岁儿童也多出现前述典型表现。

本病主要为口口传播，偶可经飞沫、输血传播，所以不要共用餐具，不让孩子吃大人咀嚼过的食物，不嘴对嘴亲吻。尽量不用血液制品。保持室内空气清新，干净整洁。

（2）传染性单核细胞增多症患儿如何养护好得快 饮食要清淡、易消化，含充足的热量和蛋白质、维生素。咽喉肿痛的孩子可给予鸡蛋水、豆浆、果汁等流质或半流质饮食。禁止给予患儿干硬或辛辣刺激性食物。脾大患儿需卧床休息，避免剧烈运动或碰撞脾脏而致脾破裂。

（3）如何使用中医药治疗传染性单核细胞增多症

①邪郁肺卫：症见发热，微恶风寒，头身疼痛，微有汗，咳嗽，鼻塞流涕，咽充血疼痛，颈部淋巴结肿大初起。苔薄黄或薄白，脉数。辨证：本证属传染性单核细胞增多症初期，以发热、微恶风寒、颈部淋巴结肿大为特征。治则：疏风清热解毒。方药：银翘散加减。药用金银花、连翘、牛蒡子、桔梗、芦根、竹叶、马勃、板蓝根、甘草等，随证加减。

②毒热炽盛：症见壮热不退，烦躁不安，咽红面赤，乳蛾红肿，口干唇红，颈、腋、腹股沟淋巴结肿大，大便干，小便黄。舌质红绛，苔黄，脉数。辨证：本证属传染性单核细胞增多症极期，以壮热面赤、乳蛾红肿、口干唇红为特征。治则：清热解毒散结。方药：普济消毒饮加减。药用黄芩、黄连、连翘、牛蒡子、板蓝根、桔梗、玄参、马勃、柴胡、赤芍、牡丹皮等，随证加减。

③痰热阻络：症见发热，咽痛，浅表淋巴结肿大，以颈部多见，不化脓，触痛，肝脾肿大。舌红苔黄腻，脉滑数。辨证：本证属传染性单核细胞增多症极期，以颈部浅表淋巴结肿大触痛、肝脾肿大为特征。治则：清热解毒，化痰散结。药用：黛蛤散合消瘰丸加减。药用青黛、蛤蚧、玄参、牡蛎、贝母、蒲公英、夏枯草、连翘、板蓝根等，随证加减。

④湿热蕴阻：症见发热缠绵，面垢，咽痛，腹胀纳减，呕恶，甚或身目发黄，淋巴结肿大，肝脾肿大，大便溏垢，尿黄。舌红，苔黄腻，脉濡数或弦数。辨证：本证属传染性单核细胞增多症极期，以发热、纳差、身目发黄、便溏、尿黄为特征。治则：清热解毒，利湿化浊。方药：茵陈蒿汤加减。药

用茵陈、山栀、蒲公英、黄芩、夏枯草、泽泻、郁金、车前子、桃仁等，随证加减。

⑤热伤气阴：症见低热，神疲乏力，口渴，咽充血不明显，肝脾淋巴结回缩，便干尿黄。舌红少苔或无苔，脉细数。辨证：本证属传染性单核细胞增多症后期，以低热、神疲口渴、咽部少量充血为特征。治则：清热散结，益气养阴。方药：沙参麦冬汤加减。药用沙参、党参、麦冬、桃仁、生地、黄芪等，随证加减。

2）中成药

①喉风散：外用，适量喷于患处，每日 3 次。适用于毒热炽盛证。

②锡类散：每用少许，吹敷患处，每日 1～2 次。适用于毒热炽盛证。

③西瓜霜含片：含服，每次 1 片，每日 3 次。适用于毒热炽盛证。

3）外治疗法　可配合用三黄二香散（黄柏、黄连、大黄、乳香、没药），先用浓茶调，湿敷局部淋巴结，干则换药，后用香油调敷，每日 2 次，直至淋巴结肿大消失；后用如意金黄散外敷肿大淋巴结，每日 2 次，用法同上。

7. 流行性脑脊髓膜炎

（1）如何预防流脑　流行性脑脊髓膜炎的易感人群主要是婴幼儿、儿童和青少年，特别是居住、生活、工作学习环境拥挤的人群更易感染。规范接种流脑疫苗。秋末冬初对 5 岁以内儿童接种流脑疫苗，保护率可达80%～90%，抗病能力可维持 1 年左右，以后每年再打加强针一次。在流行病高峰季节里，如果发现小儿有发热、咽喉肿痛、头痛、呕吐、精神不好、皮肤出血点等症状应及时去医院诊治。流脑病菌对日光、干燥、寒冷、湿热及消毒剂耐受力很差，家长平时要注意个人、孩子和环境卫生，保持室内的清洁，勤洗勤晒衣服和被褥，保持室内空气的流通。注意保暖，预防感冒。感冒时患者抵抗力会降低，容易受到流脑病菌的袭击而发病。因此，要随天气变化随时增减衣服。在剧烈运动或从事劳动后，应及时擦干汗水，穿好衣服。夜间睡觉时要盖好被子。流脑流行期间，儿童、青少年尽量不要去公共场所，父母要避免带孩子探视亲友中患病的孩子，不要带孩子到本病流行地区去旅游。早发现，早确诊，早报告，就地隔离、治疗。

（2）流脑患儿如何养护好得快　带孩子到正规医院就医。对患儿进行呼吸道隔离至症状消失后 3 天，但不少于发病后 7 天。室内保持空气新、流通，定期紫外线空气消毒。患儿的呕吐物、呼吸道分泌物及被污染物品用 0.5% ~ 1% 漂泊粉澄清液或 0.5% 次氯酸钠溶液进行消毒。急性期卧床休息，保持室内安静，保证患者睡眠。症状、体征消失后逐渐增加活动量。能进食的患儿给予营养丰富、清淡可口、易于消化的流质或半流质饮食。饮食、饮水宜少量多次。呕吐频繁不能进食的孩子，要给予静脉补液，保证能量平衡。

（3）如何使用中医药治疗流脑

1）辨证治疗

①卫气同病：症见发热恶寒，有汗或无汗，头痛，咽干口渴，心烦，溲赤。舌尖红，苔薄黄，脉滑数。辨证：本证为流脑急性期常见证型，以发热恶寒、头痛、咽干口渴为特征，症状较轻。治法：解表清里。方药：葱白、淡豆豉、连翘、栀子、竹叶、黄芩、桔梗、生甘草。

②气营两燔：症见烦躁，头痛如劈，颈项强直，频繁呕吐，口渴唇干，或神昏谵语，四肢抽搐，斑疹色红，尿黄而少，大便干结。舌红而绛、苔黄燥，脉弦数。辨证：本证为流脑急性期常见证型，以烦躁口渴，神昏，斑疹色红为特征。治法：泄热解毒，清气凉营。方药：芦根、生石膏（先煎）、水牛角（先煎）、黄连、黄芩、生地黄、知母、赤芍、牡丹皮、竹叶、龙胆草、紫草、鲜竹沥。

③热陷营血：症见壮热不退，肌肤灼热，意识昏迷，躁扰谵语，抽搐频频，角弓反张，皮肤大片瘀斑，色紫暗，或鼻衄，唇燥口干。舌绛苔少，脉数而弦细。辨证：本证为流脑急性期常见证型，以昏迷、谵语、皮肤大片紫暗瘀斑为特征。治法：清营泄热，凉血解毒。方药：生地黄、知母、牡丹皮、青黛、紫草、山栀、生蒲黄、仙鹤草、黄连、玄参、水牛角（先煎）、白茅

根、生大黄。

④内闭心肝：症见起病急暴，高热烦躁，剧烈头痛，谵妄神昏，频繁抽搐，持续不止，肢体强硬挛急，牙关紧闭，喉间痰鸣，两目窜视，手足厥冷。舌红绛，苔黄而燥，脉弦数有力。辨证：本证为流脑急性期常见证型，以高热、频繁抽搐、手足厥冷为特征。治法：清热解毒，开窍息风。方药：黄连、羚羊角粉（冲服）、钩藤、黄芩、山栀、菖蒲、郁金、茯神、龙胆草、赤芍。

⑤气阴两虚：症见热势已退或留有低热，或夜热早凉，神倦气弱，肌肉疼痛，甚则肢体筋脉拘急，心烦易怒，口干津少，尿黄便干。舌红绛少津或光剥无苔，脉细数。辨证：本证为流脑急性期常见证型，以热势已退或留有低热或夜热早凉、气虚、肌肉疼痛、少津为特征。治法：养阴益气，佐以清热。方药：西洋参（煎汤另兑）、麦冬、五味子、知母、甘草、生地黄、黄柏、秦艽、乌梅、赤白芍、木瓜、忍冬藤、龟甲（先煎）。

⑥阴虚风动：症见偏瘫拘急，无力，皮肤干燥，或有低热，或角弓反张，或失语失音，目睛直视，舌謇而缩，或吐弄舌。舌绛少津、苔光剥，脉弦细而数。辨证：本证为流脑后遗症期常见证型，以皮肤干燥、筋脉拘急为特征。治法：滋阴养血，柔筋息风。方药：熟地黄、白芍、麦冬、五味子、钩藤、火麻仁、阿胶（烊化）、龟甲（先煎）、牡蛎（先煎）、鳖甲（先煎）、鸡子黄、丹参。

⑦风痰阻络：症见喉中痰鸣，舌謇失语，肢体不利或偏瘫，或神识失清。舌苔厚腻，脉濡。辨证：本证为流脑后遗症期常见证型，以喉中痰鸣、肢体不利为特征。治法：搜风通络，化痰开窍。方药：胆南星、枳实、陈皮、半夏、茯苓、菖蒲、郁金、乌梢蛇、蜈蚣、全蝎、甘草。

⑧气血虚弱：症见半身不遂，面色少华，四肢不温。舌淡有瘀斑，脉细涩。辨证：本证为流脑后遗症期常见证型，以面色少华、四肢不温为特征。治法：益气养血，活血通络。方药：炙黄芪、当归尾、赤芍、地龙、川芎、桃仁、红花、桑枝、木瓜、丹参。

2）中成药

①芩翘口服液：每次 0.4mL × 体重（kg），每日 3 次。适用于卫气同病证。

②清瘟解毒丸：每次 6g，每日 2 次。适用于气营两燔证。

③紫雪丹：冷开水调下，每次 1.5～3g，每日 2 次，周岁小儿每次 0.3g，每增 1 岁，递增 0.3g，每日 1 次，5 岁以上小儿遵医嘱，酌情服用。适用于热陷营血证。

④安宫牛黄丸：1～3 岁患儿每次 1/4 丸，4～6 岁患儿每次 1/2 丸，每日 1 次。适用于热陷营血证。

8. 流行性感冒

（1）如何预防流感　流感秋冬、冬春季节容易暴发流行，人群普遍易感，特别是老人和儿童。每年接种流感疫苗是目前预防流感最有效的手段，可以显著降低接种者患流感和发生严重并发症的风险。做好个人防护。注意饮食、运动及睡眠，增强体质和免疫力；在日常生活中注意保持良好的个人卫生习惯，如勤洗手，不用手去接触眼、鼻、口，打喷嚏或咳嗽时用上臂或纸巾遮住口鼻等；保持环境清洁和通风，避免去人员密集场所，以减少感染的风险；加强病情监测。家庭成员中若出现流感患者，其他成员需做好防护；若出现流感症状，及早就医，可以考虑服用抗病毒的药物，如奥司他韦、扎那米韦、帕拉米韦等；主动自我隔离，外出公共场所宜戴口罩。

（2）流感患儿如何养护好得快　除了合理用药，衣食住行的顾护非常关键。要保持居室的清新、通气、安静，同时因为流感的孩子都很疲惫，所以要让其多休息。饮食方面，首先要让孩子多喝温开水，尤其是出现高热时更应该多喝。其次，切忌哄孩子吃东西。患流感的孩子胃口都比较差，家长们一定不能硬哄自己的孩子吃东西，也不要因为怕孩子营养不足，就让孩子过于进补，吃过多的肉食或其他高蛋白、高营养的食物。此时最好是素食，可以帮孩子助消化。开始添加辅食的患儿，可以把辅食先暂停。对于牛奶喂养的婴儿，需要把奶冲稀一些。

（3）如何使用中医药治疗流感

①风寒束表：症见发热或未发热，恶寒重，无汗，鼻塞，流清涕，头身疼痛，口淡不渴，咳嗽气急，痰稀色白，咽不红。舌质淡红，苔薄白，脉浮紧，指纹浮红。辨证：本证属于流感初期，以恶寒、无汗、头身疼痛、清涕、痰稀色白为特征。治法：辛温发汗。方药：葛根汤、麻黄汤或荆防败毒散。常用药物：葛根、炙麻黄、桂枝、生姜、炒白芍、大枣、炙甘草。加减：咳嗽重者加前胡、清半夏；痰多者加陈皮、清半夏；烦躁者加生石膏。若出现气急鼻扇等风寒郁肺证，可予华盖散。

②外寒内热：症见高热，恶寒重，无汗，流清涕，头痛，身痛，或咽痛，咳喘，烦躁，口渴，纳差，心下疼，呕吐，大便秘结。舌质红，苔黄腻，脉浮紧或沉弦，指纹浮红或紫滞。辨证：本证属于流感初期，以高热、烦躁、口渴、大便秘结为特征。治法：解表清里。方药：葛根汤合大柴胡汤或大青龙汤。常用药物：葛根、炙麻黄、桂枝、生姜、炙甘草、炒白芍、大枣、柴胡、黄芩、半夏、枳实、生大黄。加减：便溏者去生大黄；热重者加生石膏。

③风热袭表：症见发热重，恶寒轻，汗出，咽痛，流黄涕，咳嗽，咽红。舌质红，苔薄黄，脉浮数，指纹浮紫。辨证：本证属于流感初期，以发热重、恶寒轻、咽红、流黄涕为特征。治法：辛凉解表。方药：银翘散或桑菊饮。常用药物：金银花、连翘、竹叶、荆芥、淡豆豉、芦根、薄荷、桔梗、牛蒡子、甘草。加减：咽喉红肿疼痛者加僵蚕、玄参；高热加生石膏、栀子；咳甚痰黄加浙贝母。若出现咳嗽气急、鼻翼扇动等风热闭肺证，可予银翘散合麻杏石甘汤。

④痰热壅肺：症见高热，咳嗽喘促，喉间痰鸣，痰稠色黄，鼻翼扇动，面赤唇红，口干渴，小便短赤。舌质红，苔黄腻，脉滑数，指纹紫滞。辨证：本证属于流感极期，以高热、痰稠色黄、面赤唇红、口干为特征。治法：清热涤痰，泻肺止咳。方药：麻杏石甘汤合小陷胸汤。常用药物：炙麻黄、苦杏仁、生石膏、全瓜蒌、黄连、清半夏、葶苈子、大枣、甘草。加减：口干

渴者加天花粉；痰黏稠者加川贝母；便秘、呕吐者加生大黄、竹茹。若出现烦躁，壮热难退，鼻孔干燥，涕泪俱无，为热甚症见：高热不退，咳声剧烈，或咳血，鼻翼扇动，胸高胁满，张口抬肩，或口唇发绀，烦躁不宁，胸痛，便秘，呕吐，心下疼，舌质暗红有瘀点瘀斑，舌苔黄厚腻，脉弦涩，指纹紫滞。治法：清热化瘀，开肺通腑。方药：千金苇茎汤、大柴胡汤合桂枝茯苓丸。常用药物：芦根、薏苡仁、冬瓜仁、桃仁、柴胡、黄芩、赤芍、白芍、清半夏、生姜、炒枳实、大枣、大黄、桂枝、茯苓、牡丹皮、甘草。加减：痰黏稠者加川贝母；热重者加生石膏；高热、神昏谵语、四肢抽搐者，加安宫牛黄丸或小儿牛黄清心散；面白肢厥、呼吸不利可加独参汤或至宝丹鼻饲或灌肠。

⑤阴虚肺热：症见低热，盗汗，干咳少痰或无痰，口干口渴，便干，纳差，面色潮红。舌质红，苔少或花剥，脉细数，指纹紫。辨证：本证属于流感恢复期，以盗汗、干咳少痰、口干为特征。治法：养阴清热，润肺化痰。方药：沙参麦冬汤。常用药物：沙参、麦冬、玉竹、天花粉、桑叶、炒白扁豆、炙甘草。加减：低热缠绵者加青蒿、地骨皮；久咳者加百部、炙紫菀；食少纳差加焦山楂、炒麦芽；汗多者加浮小麦、煅牡蛎。

⑥肺脾气虚：症见久咳无力，动则益甚，低热起伏，面色少华，纳差，便溏，神疲乏力，自汗。舌质淡，苔薄白，脉细弱无力，指纹淡红。辨证：本证属于流感恢复期，以低热、神疲乏力、纳差为特征。治法：补脾益肺，化痰止咳。方药：人参五味子汤。常用药物：党参（人参）、炒白术、茯苓、五味子、麦冬、陈皮、姜半夏、紫菀、炙甘草。加减：纳差加厚朴、炒麦芽；汗多加炙黄芪、煅牡蛎；便溏加炒山药、炒白扁豆。若后期复查肺部影像学显示实变面积仍较大，证属气虚血瘀者，可合桂枝茯苓丸；若气虚、阴虚皆备，可予竹叶石膏汤。

2）中成药

①感冒清热颗粒：3岁以下儿童每次1/2袋，每日2次；3～6岁每次1/2

袋到 1 袋，每日 2 次；6 ～ 10 岁每次 1 袋，每日 2 次。适用于风寒束表证。

②杏贝止咳颗粒：2 ～ 3 岁儿童每次服用 1/3 袋，3 岁以上每次可以服用 1/2 袋或者遵医嘱用药。适用于外寒内热证。

③防风通圣丸：口服，一次 6g，每日 2 次。适用于外寒内热证。

④小儿肺热咳喘颗粒：开水冲服，3 周岁以下儿童每次 3g，每日 3 次；3 周岁以上每次 3g，每日 4 次；7 周岁以上每次 6g，每日 3 次。适用于风热袭表证。

⑤小儿豉翘清热颗粒：开水冲服。6 个月 ～ 1 岁儿童，每次 1 ～ 2g，每日 3 次；1 ～ 3 岁，每次 2 ～ 3g，每日 3 次；4 ～ 6 岁，每次 3 ～ 4g，每日 3 次；7 ～ 9 岁，每次 4 ～ 5g，每日 3 次；10 岁以上，每次 6g，每日 3 次。适用于风热袭表证。

⑥连花清咳片：3 岁以下儿童每次 1 片，每日 3 次；3 ～ 6 岁每次 2 片，每日 3 次。适用于痰热壅肺证。

⑦养阴清肺口服液：每次 1/2 支，每日 2 ～ 3 次。适用于阴虚肺热证。

⑧黄龙止咳颗粒：开水冲服。3 岁以下儿童每次 3g，4 ～ 7 岁每次 6g，8 ～ 14 岁每次 10g。适用于肺脾气虚证。

Q118: 对于儿童传染病日常有哪些注意事项?

1. 早发现、早预防、早隔离

（1）早发现　家长及幼儿园老师应每天及时观察幼儿的身体状况，是否出现发热、头痛、眼睛红肿及大小便异常等；也应该把这些健康理念灌输给儿童，让他们养成良好的卫生习惯。

（2）早预防　家长按时给孩子打预防针，还应根据季节的变化和传染病的流行趋势特点提早做好预防工作。例如，少带幼儿去公共场所，夏季让孩子注意饮食卫生等。若发现孩子已经接触了传染病患者，莫抱有侥幸心理，应及时到医院检查。

（3）早隔离　如果孩子已经确诊染上传染病，家长应遵照医生建议，让孩子回家隔离。

2. 防治要点

本篇介绍的各种传染病都是可防可治的，主要从以下几个方面入手。

（1）如发现儿童感染任何一种传染病，均应及时治疗，注意休息，预防并发症的发生。

（2）避免和传染病患者接触，隔离传染源。

（3）注意养成良好的卫生习惯，并及时开窗通风。

（4）加强锻炼，增强自身的免疫力。

（5）各种传染病都有其相应的疫苗，可以进行预防接种。